喘息・花粉症・アトピーを絶つ

真の原因を知って根本から治す

渡辺雄二 著

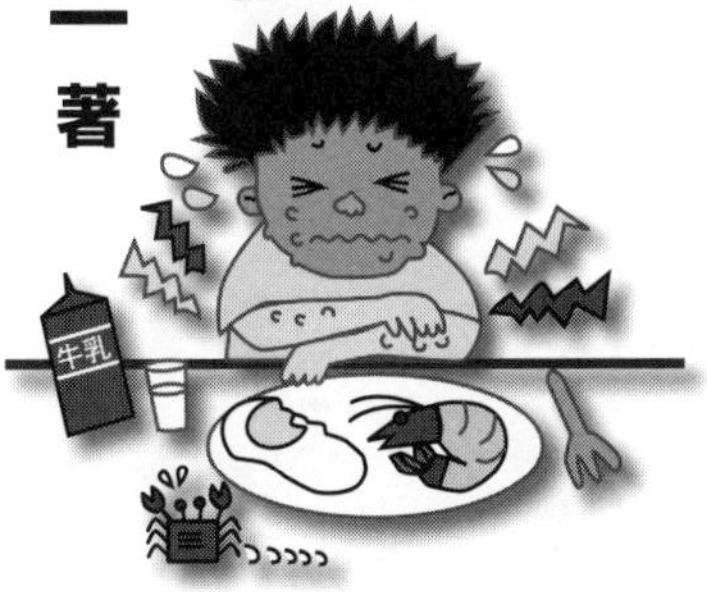

緑風出版

目次

喘息・花粉症・アトピーを絶つ

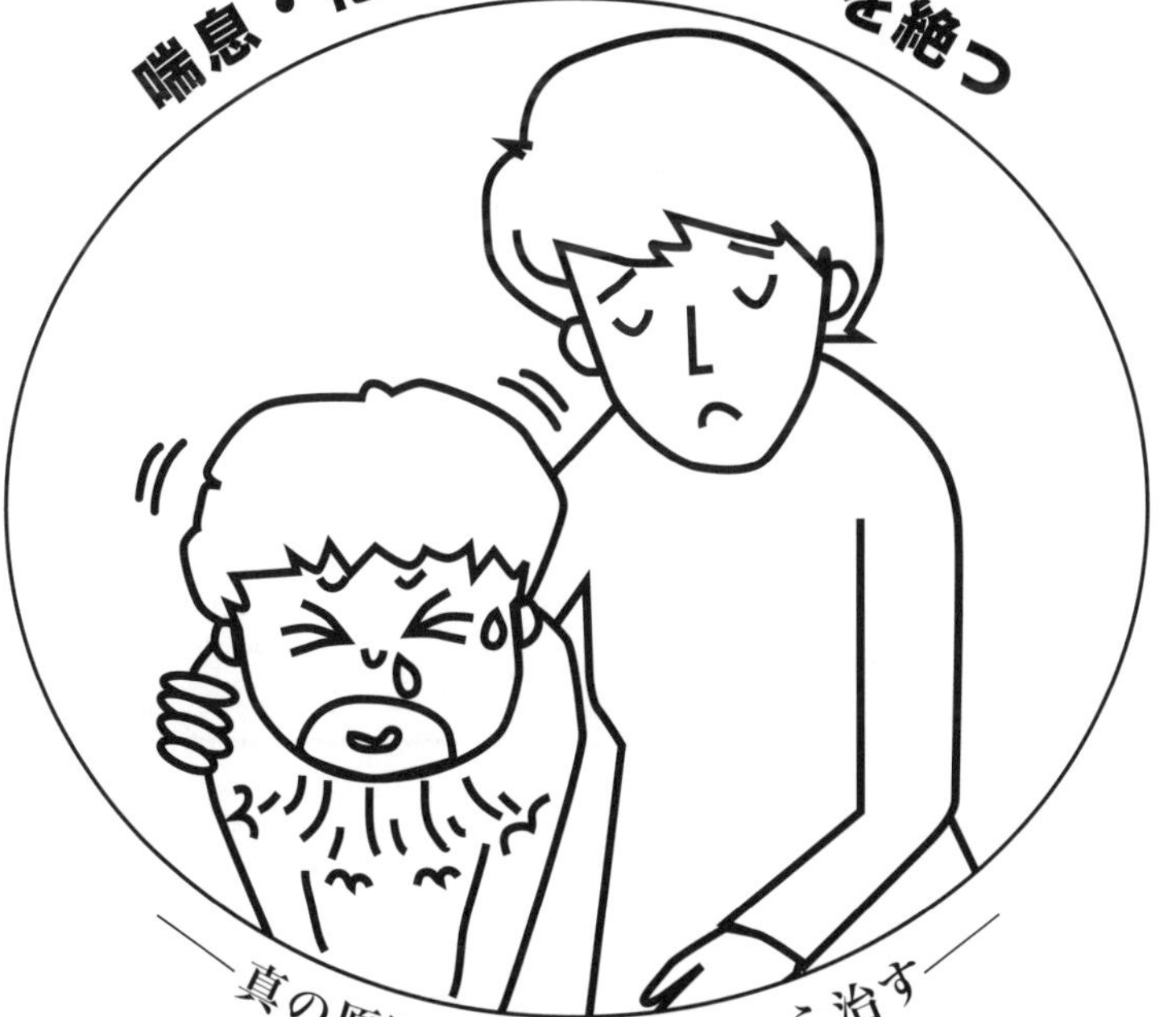

―真の原因を知って根本から治す―

第3章　花粉症の真の原因は「花粉」ではない

第1章

アレルギーは病気ではない

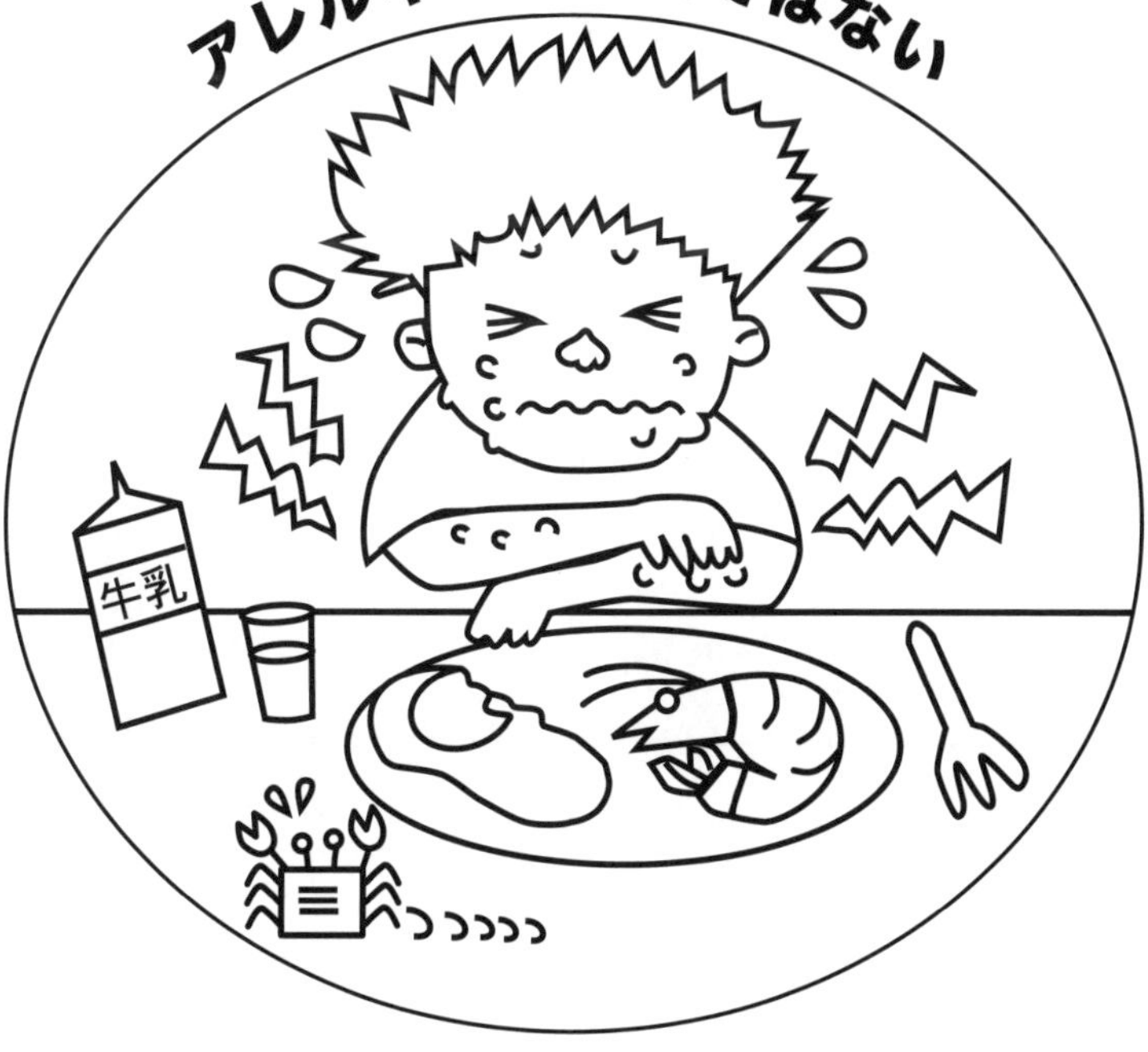

アレルギーは通常の病気とは違う

「アレルギー病」「アレルギー患者」などという言葉をよく耳にします。これらは明らかにアレルギーを「病気」と見なしている言葉です。一般的にもまたお医者さんの間でも、こうした見方をする人がほとんどです。しかし、アレルギーは本当に病気なのでしょうか?

アレルギーというと、すぐ頭に浮かぶのは、喘息《ぜんそく》、花粉症、そしてアトピー性皮膚炎でしょう。ほかに蕁麻疹《じんましん》やアレルギー性鼻炎、食物アレルギー、薬剤アレルギーなどもあります。これらはいずれも本人にとっては辛い症状なので病気と見られがちですが、通常の病気とは違うように思います。

病気というのは、大きく分けると二種類あると考えられます。一つは、感染症です。すなわち、病原性のウイルスや細菌などが体内に侵入して、それが増殖して、その結果として発熱や下痢、筋肉の痛み、肉体疲労、あるいは肺炎や脳炎などの症状をおこすというものです。インフルエンザウイルスによる発熱や筋肉痛、ノロウイルスによる下痢や嘔吐、あるいは病原性大腸菌による下痢や腸管出血などが、具体的な症例です。このほかにも、赤痢菌やコレラ菌、日本脳炎ウイルスなど、感染症を起こす細菌やウイルスはたくさんあります。

もう一つは、臓器や組織の機能低下や機能不全です。たとえば、分かりやすい例の一つが狭心症です。心臓に栄養と酸素を送っている冠状動脈《かんじょうどうみゃく》が動脈硬化によって狭くなってしまい、血液が十分に送れなくなって心臓の機能が低下するものです。この病気が進行して血液が流れなくなったのが、心筋梗塞《しんきんこうそく》です。これは心臓の機能不全をおこします。

このほか糖尿病は、膵臓《すいぞう》の機能が低下してインスリンの分泌が悪くなって、血液中の糖が多くなってしまった状態です。脂肪肝は、肝臓に脂肪が異常に蓄積して、その機能が低下したものです。こうした機能低下は、人間の体のすべての臓器や組織で起こりうるものです。

蕁麻疹は一種の「警告」

また、がんは、臓器や組織の一部の細胞ががん化して、機能低下や不全を起こすもので、これもすべての臓器や組織で起こりうるものです。ほかに、腰痛や肩こりなどの軽い症状もありますが、これらも腰や肩という組織の機能が悪くなって起こると考えられます。

もちろん専門的に細かく見ていけば、この二種類に当てはまらない病気もあるでしょうが、おおよそどちらかに当てはまると思います。

一方、アレルギーはというと、基本的には体を守っている「免疫」というシステムがひき起こすものです。しかし、それは臓器や組織が機能低下を起こすというわけではありません。むしろ免疫が活性化されて起こるものです。また、もちろん感染症でもありません。つまり、どちらにも当てはまらないのです。

もう少し具体的にみていきましょう。代表的なアレルギーに蕁麻疹があります。特定の食品を食べたり、薬を飲んだり、虫に刺されたときなどに皮膚にできる赤いブツブツ、赤い腫れ、水ぶくれなどで、かゆみをともないます。これは皮膚が通常の状態ではなくなるため、一種の病気と見られています。

ところが実際には病気というよりも、免疫が引き起こす体を守る反応ともいえるのです。つまり、その人の体に合わない物質が入ってきたときに、それを血液中から排除し、またその侵入を知らせる「警告」ととらえることができます。ただし、それが結果的に辛さをともなうものになるので、見かけ上は病気に見えてしまうのです。ちなみにアレルギー専門医のなかでも、「蕁麻疹は警告反応」と見る人は珍しくありません。

警告を実感！

ここで「蕁麻疹は警告反応」ということを実感した私の体験をお話ししましょう。私は子どもの時とくにアレルギーを起こしやすかったというわけではありませんが、何度か蕁麻疹になったことがあります。太ももの内側に赤いブツブツがいくつもできたのです。気持ち悪いので、体に「何かよくないことが起こっている」と感じました。

その蕁麻疹の原因は、実は下痢止めの「正露丸」でした。それを飲んだ時にいつも赤いブツブツができたのです。私はそれを何回か経験し、「この薬は自分に合わないんだ」と思い、飲むのを止めました。すると、それ以降は蕁麻疹を起こすことはなくなりました。

おそらく私の体は、その薬の成分をうまく処理できず、その結果として、蕁麻疹が発生していたと考えられます。つまり、体が「もう飲むな」と警告しているのでした。おそらく「自分も、同じ経験がある」という人もいるのではないでしょうか？

あとで分かったことですが、「正露丸」には毒性のある物質がいくつも含まれているのです。その主成分は木クレオソートです。木クレオソートとは、ブナやマツなどを炭化する際に得られる木タールを蒸留して精製された液体で、主に二二の成分が含まれています。それらが腸内の悪玉菌の活動を抑えて、下痢を止めるのです。

しかし木クレオソートには、グアヤコールやクレゾール、フェノールなど毒性の強い化学物質がいくつも含まれているのです。最も多いグアヤコールは、刺激性や毒性が強く、致死量は三〜一〇gとされています。クレゾールは病院などで消毒薬として使われているもので、これも毒性が強く、誤って飲み込むと胃腸、肝臓などに悪影響がおよび、重症の場合死亡することがあります。またフェノールも毒性があり、人間が微粉末や蒸気を吸い込むと、鼻やのどが刺激されて、せきや息切れが激しくなります。動物実験では発がん性が認められています。つまり、木クレオソートは有害化学物質の塊ともいえるものなのです。

蕁麻疹は体を守るための反応

「毒と薬は紙一重」ということわざどおり、木クレオソートは、悪玉菌を抑えて腸内環境を改善する働きがありますが、逆に善玉菌を殺してしまうこともありますし、また成分が吸収されて毒性を発揮することもあるのです。

薬の害について警鐘を鳴らしているNPO法人・医薬ビジランスセンター代表の浜六郎医師は、「フェノール系化学物質であるクレオソートは細胞毒です。WHOの国際がん研究所（IARC）の分類で、ヒトに対する発がんの証拠はかぎられているが動物に対する発がんの証拠は十分であり、全体としてみた場合、『たぶん発がん物質』に分類されています。神経や血液、腎臓をも傷害します」（『のんではいけない薬』金曜日刊）と指摘しています。

つまり、木クレオソートは、人によっては薬として作用するよりも、毒として作用する可能性が高いのです。私の体は敏感にそれを察知して、木クレオソートを警戒すべき物質、排除すべき物質と判断して蕁麻疹を起こしたと考えられます。つまり、蕁麻疹は免疫が体を守るために起こした警告反応といえるのです。

免疫とはいわば「体の防衛軍」のようなもので、病原性のある細菌やウイルスなどが体内に侵入してきたときに、それを撃退するシステムです。体内に棲み付いている細菌やウイルス、カビなどが（口内や消化管、皮膚などには多くの細菌やカビなどが棲み付いています）、異常に増殖しないように抑える働きもしています。

ちなみに、エイズ（後天性免疫不全症候群）は、ＨＩＶ（ヒト免疫不全ウイルス）によって、免疫力が低下して、その結果、体内の細菌やカビ、原生動物などが異常に増殖して、それらが肺や消化管などの細胞を破壊するという病気です。

つまり、免疫とは基本的には体を守るためのシステムなのです。したがって、それが機能して起こる蕁麻疹も、病気というよりは、体を守るための「警告反応」と見ることができるのです。

免疫は体の防衛軍

蕁麻疹はアレルギーの代表格ですが、ほかに喘息や花粉症、アレルギー性鼻炎も代表なものです。いずれも、免疫によってひき起こされるもので、そのメカニズムは基本的には同じです。

その主役は、免疫の要であるリンパ球です。リンパ球とは、白血球の一種で、骨髄で作られ、胸腺やリンパ節、脾臓で成長し、増殖します。リンパ球には、Ｔ細胞とＢ細胞があります。Ｔ細胞は、いわば司令官役の細胞で、Ｂ細胞に司令をだして、細菌やウイルスなどを攻撃する「抗体」というものを作らせます。

たとえば、何らかの病原性ウイルスが、口や鼻などから体内に侵入してきたとします。すると、それを察知したT細胞が、B細胞にそのウイルスを攻撃する抗体を作るように司令をだします。すると、B細胞は、IgG抗体（免疫グロブリンG抗体）を作ります。そして、それがウイルスに取り付いて、不活化します。

こうすることで、体をウイルスの侵入から守っているのです。もし免疫システムが働かなくなると、ウイルスや細菌などが次々に体内に侵入して増殖することになるので、人間は生きて行くことが困難になります。

アレルギーの場合も、T細胞とB細胞が活躍します。図1は、アレルギーの発生メカニズムを示したものです。

たとえば、蕁麻疹の原因となる何らかの物質（アレルゲン）が口から体内に侵入したとします。すると、それを察知したT細胞がB細胞に司令を出します。そして、B細胞が抗体を作るのですが、ウイルスの時とは違ってIgG抗体ではなく、IgE抗体（免疫グロブリンE抗体）を作ります。アレルギーでは、このIgE抗体がとても重要な役割を果たします。

IgE抗体は、IgG抗体のようにアレルゲンを直接攻撃するということはありません。それは粘膜や皮膚などに多く存在する肥満細胞（マスト細胞）という細胞の表面に取り付いて、次にアレルゲンが浸入してきた時に備えます（図1の①）。「それって、肥満を起こす細胞？」と思う人もいるでしょうが、違います。顕微鏡で見ると、丸く太ったように見えるので、そう名付けられたのです。ちなみに、脂肪をため込んで肥満の原因となるのは、脂肪細胞です。

図1　アレルギーが起こるメカニズム

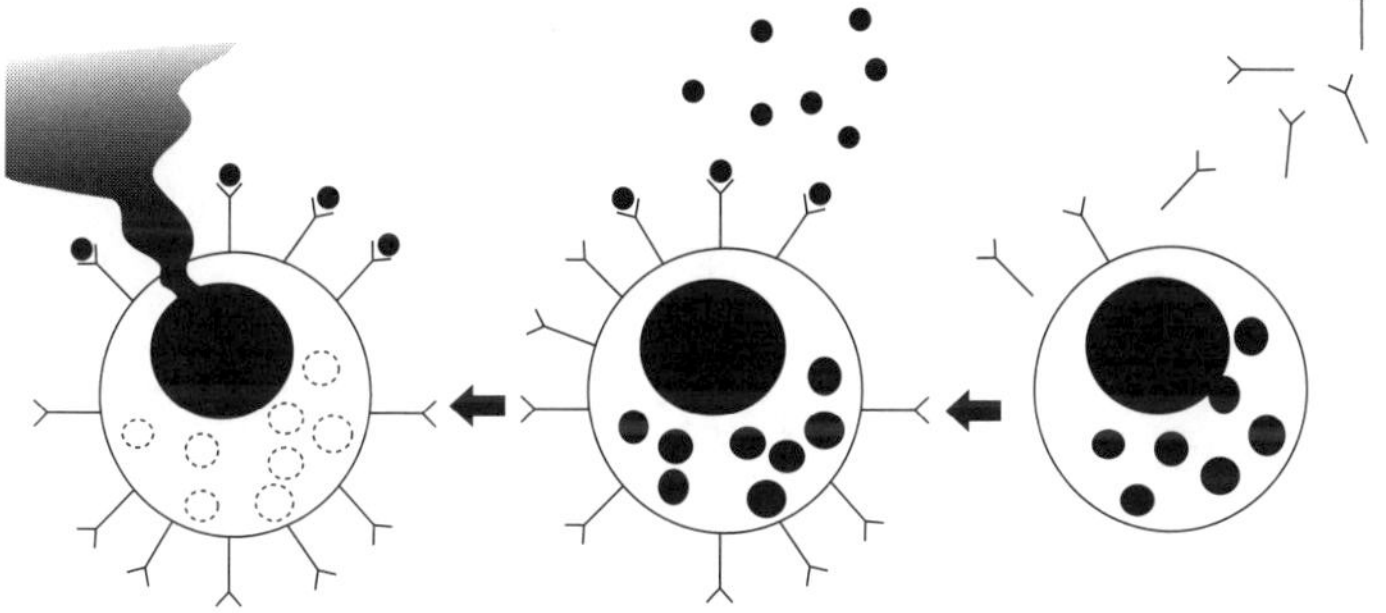
ヒスタミン
ロイコトリエン
再度侵入した
アレルゲン
免疫グロブリン
E抗体
③ヒスタミンなどが肥満細胞から放出される。
②侵入してきたアレルゲンと反応する。
①免疫グロブリンE抗体が肥満細胞へ結合する。

アレルギーは誰にでも起こる

最初に体内にアレルゲンが入った時には、ＩｇＥ抗体はマスト細胞に取り付くだけで、アレルゲンとは反応しません。ところが、次にアレルゲンが入ってきた時、マスト細胞の表面に取り付いたＩｇＥ抗体がアレルゲンと結合します（図１の②）。すると、それが引き金となってマスト細胞を刺激し、その結果、マスト細胞から特定の物質が放出されます。それが、ヒスタミンやロイコトリエンです。

「ヒスタミンって、聞いたことがある？」という人も少なくないでしょう、直接細胞に作用して、アレルギーの症状を起こさせるものです。ちなみに、抗ヒスタミン薬というのは、ヒスタミンの作用を抑える薬です。

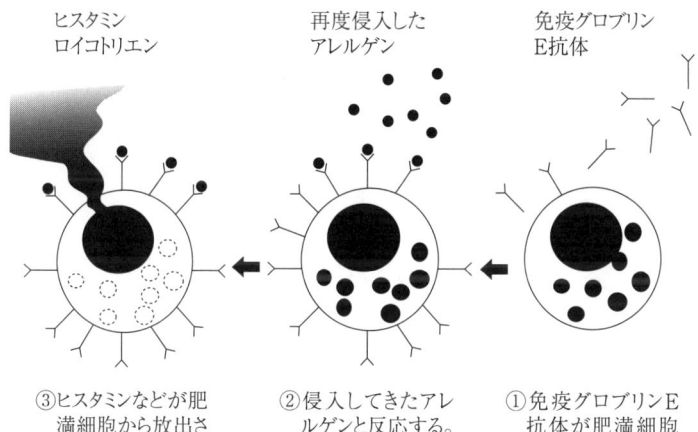

ヒスタミンは、血管に作用して、それを広げたり、血管の壁を物質が通過しやすい状態にします。また、平滑筋という内臓などにある筋肉を収縮させる作用があります。

したがって、体内に入ってきたアレルゲンが、皮膚の近くでIgE抗体と反応してマスト細胞からヒスタミンが放出されれば、皮膚の毛細血管が拡張したり、血管壁から血しょうが漏れたりします。その結果、皮膚が赤くなったり、腫れたりし、またその周辺の神経が刺激されてかゆくなったりするのです。これが、蕁麻疹です（ロイコトリエン⇩一四五頁参照）。

一方、アレルゲンが気管支で同じようにIgE抗体と反応すれば、やはりヒスタミンが放出されて、気管支の筋肉が収縮し、咳をひき起こすのです。これが繰り返し起こる状態が、喘息です。また、鼻腔で同じことが起これば、クシャミが起こったり、鼻がつまったりします。これが、アレルギー性鼻炎です。花粉が原因とされるアレルギー性鼻炎が、いわゆる花粉症です。

どんな人間でも、当然ながら免疫システムを備えており、アレルゲンが体内に入ってきた場合、T細胞が刺激され、そして、B細胞がIgE抗体を作り出します。したがって、アレルギーはどんな人間でも、起こりうるものなのです。

アレルギーという見事なシステム

よく「アレルギー体質」という言葉が使われますが、それは、特別な体質ではないのです。いわばすべての人間にそなわっている体質なのです。すべての人はＩｇＥ抗体を作るのですから。

しかし、人によってアレルギーを起こしやすい人とそうでない人がいるのも事実です。どうしても個人差があるからです。それで、起こしやすい人を「アレルギー体質」などといっているにすぎないのです。なお、一般にお医者さんたちは、ＩｇＥ抗体をたくさんもっていて、アレルギーを発生しやすい状態になっている人をアレルギー体質と呼んでいます。

アレルギーが起こるメカニズムを知った時、私は「これは病気ではない」と感じました。それは、とても見事なシステムであったからです。つまり、外から入ってきた「異物」に対してＴ細胞が反応し、それがＢ細胞に司令を発してＩｇＥ抗体を作らせ、それがマスト細胞と連携してヒスタミンなどを放出し、その作用によって血管から水分や血液成分が漏れ出たり、筋肉が収縮する――これらは細胞たちの実に見事な連係プレーなのです。

これが病気であるはずがないと思いませんか？　むしろこの一連の細胞たちの挙動は、異物を排除し、警告を発して体を守っている反応なのです。蕁麻疹はその典型といえます。

またアレルギー性鼻炎もそうです。つまり、鼻づまりによって異物の侵入を阻止し、鼻水やクシャミで異物を追い出そうとしているのです。花粉症は、たまたまその対象が花粉となっているのです。喘息も、咳によって気管支に付着した異物を外に出そうとしていると考えられます。

そもそも人間の体に備わっているもので、無駄なものは一つもありません。すべてが何らかの役割を担っているのです。その役割は、各種の細胞が連携し合うことで維持されています。そして、それは、細胞が自己の生命を維持するためでもあるのです。なぜなら、互いに連携しあって人体という個体を維持し続けることは、各種の細胞の生存を維持することにつながるからです。

アレルギーも、まさに各種の細胞たちが人体を維持するために担っている見事なシステムであると考えられるのです。

有害化学物質を血管の外へ

前に書いたようにＩｇＧ抗体の関連する免疫システムは、病原性のウイルスや細菌などから体を守る反応です。一方、ＩｇＥ抗体の関係するものは、体にとって有害な物質から体を守るためと考えられます。その典型が蕁麻疹です。

蕁麻疹は、即時型アレルギーの一つです。即時型アレルギーは、原因となるアレルゲンが体内に侵入してから、比較的短時間で発生します。

私が「正露丸」によって蕁麻疹を起こした経験を前に書きましたが、それの主成分である木クレオソートは、毒性の強い化学物質をいくつも含んでいます。したがって、「正露丸」を飲んだ場合、木クレオソートが腸から吸収され、血管の中に入って肝臓を経由して、血液に乗って全身をめぐります。そして、各種の臓器や組織に到達することになります。

しかし、これは体にとって好ましいことではありません。というのも、木クレオソートに含まれる毒性の化学物質が臓器や組織の細胞にダメージを与える可能性があるからです。

そこで、それを察知した免疫システムは、おそらく排除しようと働き始めたのでしょう。まずT細胞がB細胞に司令を発して、木クレオソートに対するＩｇＥ抗体を作らせます。そしてＩｇＥ抗体がマスト細胞に張り付きます。さらに、そのＩｇＥ抗体が木クレオソートと反応して、マスト細胞からヒスタミンが放出されます。その結果、血管が拡張され血しょうが漏れ出して、赤いブツブツができたり、赤くはれたりすると考えられます。これは異常を知らせる「警告」です。

また、それは有害な木クレオソートを血管の外に出すための反応と考えられます。つまりヒスタミンによって血管が拡張して血管壁から血しょうが漏れやすくなり、それとともに木クレオソートが血管から外に排除されると考えられるからです。そうすることによって、有害な化学物質が全身に回って、いろいろな臓器や組織に達してそれらの細胞にダメージをあたえることを防いでいると考えられるのです。それは、毒性物質を血管から排除するという体にとってはプラスになる作用ということなのです。ただし局所的には、赤く脹れたり、神経が刺激されてとてもかゆかったりと、辛いものになってしまうのです。

しかし、その辛さも見方によっては、プラスになるといえます。なぜなら、そうした辛い思いをすることによって、再び同じことをくり返さないように努力しようとするからです。実際私の場合、蕁麻疹を経験してから「正露丸」を飲まなくなり、それ以降、蕁麻疹は発生しなくなったのですから。

薬剤成分で起こるアレルギー

一般にアレルギーはたんぱく質が原因とされています。花粉症にしてもダニアレルギーにしても、花粉やダニに含まれるたんぱく質に免疫が反応してIgE抗体が作られ、症状が現われると考えられています。しかし、実際には、原因となるのはたんぱく質だけではなく、化学物質もなりうるのです。その典型は、薬剤アレルギーです。「正露丸」による蕁麻疹も、薬剤アレルギーの一つといえます。

薬局やドラッグストアで売られている風邪薬やうがい薬などの市販薬には、「薬によるアレルギー症状を起こした人は医師に相談してください」「本剤によるアレルギー症状を起こした人は使用しないで下さい」などという注意書きがあります。それだけ薬によって、アレルギーを起こす人が多いということでしょう。

市販薬は漢方薬を除けば、ほとんどが化学物質を成分としています。ということは、それらの成分に対してアレルギーを起こす人が多いということです。

たとえば、解熱・鎮痛薬のアスピリン（アセチルサリチル酸）が、喘息を起こすことはよく知られています。また、解熱剤やペニシリン、ヨード剤、サルファ剤、サリチル酸剤などが蕁麻疹を起こすことも知られています。ペニシリンなどがアナフィラキシーショックといって、血圧低下や呼吸困難といった重い症状を起こすこともあります。これは命にかかわることがあります。

薬剤アレルギーのメカニズムは、これまで説明してきたアレルギー発生のメカニズムと同じと考えられています。あるいは成分の化学物質が何らかのたんぱく質と結びついて、その結合体に対して免疫が反応するということもあります。そんな化学物質を「ハプテン」といいます。日本薬学会では、ハプテンを次のように定義しています。

「抗体と結合するが、分子量が小さいため単独で抗体産生（抗体を作り出すこと）を誘起する活性（免疫原性）を示さない物質。適当なたんぱく質と結合すると、免疫原性をもつ完全抗原になる。こうした働きをするたんぱく質をキャリアと呼ぶ。ハプテンになりやすい分子にはペニシリン系抗生物質、一部の抗炎症薬、ニッケルなどの金属、一部の食品色素添加物などがあり、アレルギー発症の要因となることがある」

つまり、ハプテンが体内のたんぱく質（キャリア）と結合して、それに対して免疫が反応し、IgE抗体が作られ、アレルギーを起こすということです。いずれにせよ、たんぱく質のみならず、化学物質に対しても免疫が反応して、蕁麻疹などのアレルギーを起こすことがあるのです。

遅延型の薬剤アレルギー

薬剤アレルギーの場合、IgE抗体が関係しないでアレルギーが発生することもあります。その典型例は、接触性皮膚炎です。皮膚が赤く腫れてかゆみをともない、ひどくなると水泡ができることもあります。

原因となる薬剤は、抗生物質のペニシリンやストレプトマイシン、非ステロイド系抗炎症剤、局所麻酔薬などです。薬剤を皮膚に塗ったあと、一日から数日のちに発生するため、遅延型アレルギーといわれています。

そのメカニズムは、これまで説明してきたアレルギーとは違っています。体に侵入してきた原因物質に対してT細胞が、反応することで、T細胞から直接様々な刺激性の物質が放出されます。それが皮膚に作用して前のような症状を引き起こすのです。免疫細胞の一つであるT細胞が関わっているのでアレルギーの一種と考えられています。

このタイプのアレルギーとしては、ツベルクリン反応がよく知られています。腕にツベルクリン溶液を注射すると、その成分に対して免疫が反応して、二四〜四八時間で注射した皮膚の周辺が赤くなるというものです。

なお、接触性皮膚炎は、薬剤のほかに洗剤、化粧品、塗料、金属のクロム、ニッケル、コバルト、水銀などでも起こることが知られています。つまり化学物質や金属で起こるということです。また、化学繊維の衣類、羊毛製品、防水を施したコートや上着、ゴムを使用したシューズ、また植物ではウルシや銀杏《ぎんなん》などでも起こります。いずれもそれらにふくまれている化学物質、あるいは独特の刺激性物質が原因となります。つまり、接触性皮膚炎はそれらに対する一種の拒否反応、警告反応ともいえるでしょう。

食品添加物とアレルギーとの関係

薬剤成分と同様に蕁麻疹を起こす化学物質がほかにもあります。それは化学合成された添加物、すなわち合成添加物です。皮膚科医の間では、とくに合成着色料の赤色一〇二号、黄色四号、黄色五号が蕁麻疹を起こすことが知られています。

今や食品添加物はほとんどの加工食品に使われているという状態です。二〇一一年五月現在で、合成添加物が四一三品目、そして植物や昆虫、鉱物、細菌などから抽出された天然添加物が三六五品目あります。これらが複雑に組み合わされて、食品に使われているのです。

とりわけ問題なのは合成添加物です。それらは次の二種類に大別されます。

①自然界に存在しない人工的な化学合成物質

②自然界にある物質をまねて化学合成したもの

とくに問題なのは、①の「自然界に存在しない人工的な化学合成物質」です。赤色一〇二号や黄色四号などはこれに当たります。

これらの化学合成物質は自然界にないために、人間の体はそれらをうまく処理することができません。つまり、体内に入ってきても、消化・分解できずに、「異物」となって全身をグルグルめぐるのです。そして、各臓器や組織の細胞にダメージを与えたり、遺伝子を突然変異させたりする可能性があるのです。

なお、②「自然界にある物質をまねて化学合成したもの」とは、ビタミンCやE、Aなどのビタミン類、クエン酸やリンゴ酸など果物などに含まれる酸などです。これらはもともと野菜や果物などに含まれています。その化学構造を解明して、人工的に合成されているのです。

これも化学物質には変わりありませんが、もともと自然界にあるものであり、また食べ物に含まれる成分が多いので、一度に大量に摂取しない限り、それほど害をおよぼすということはありません。

ただし、それらは純粋な化学物質であるため、多くの種類のものを一度に摂取したり、一定以上摂取したりすると、口や胃などの粘膜を刺激して口内の違和感や胃が張る、重苦しくなる、痛むなどの胃部不快感を起こすことがあります。

タール色素が蕁麻疹を起こす

赤色一〇二号、黄色四号、黄色五号などは、まとめてタール色素と呼ばれています。タール色素は一九世紀の半ばにドイツで化学合成されたもので、最初にコールタールを原料に作られたためそう呼ばれています。後にコールタールに発がん性があることが分かったため、今は石油製品を原料に合成されています。

タール色素は、自然界にまったく存在しない化学合成物質であるため、環境中でなかなか分解されません。そのため、色落ちしないのです。そこで、染料として使われるようになったのです。さらに、食品にも使えないかということで研究がなされ、一部のものが食品にも着色剤として添加されるようになりました。現在、食品添加物として認可されているのは、赤色一〇二号などのほか、全部で一二品目あります。タール色素はひじょうにたくさんの種類があって、添加物のほかに、医薬品、化粧品、洗剤、入浴剤など数多くの商品に使われています。

しかし、赤色一〇二号、黄色四号、黄色五号は発がん性の疑いがもたれているものです。今までの動物実験で、がんが発生したという証拠はないのですが、いずれも化学構造が遺伝子にからみやすい形をしているため、突然変異を起こすのではないかという疑いがもたれているのです。

赤色一〇二号と化学構造が似ている赤色二号の場合、アメリカでは「発がん性の疑いが強い」ということで使用禁止になっています。ネズミを使った実験で、四四匹中一四匹にがんの発生が認められたからです。しかし、日本ではその実験結果が評価されず、今でも赤色二号の使用が認められています。

赤色一〇二号や黄色四号、黄色五号を含んだ食品を食べた場合、それらは吸収されて血液に乗って体中をグルグルめぐることになります。そして、遺伝子に悪影響をおよぼす可能性があります。それを、体の防衛軍である免疫は放っておくことはできないはずです。そこで、おそらくT

細胞やB細胞、IgE抗体、マスト細胞、ヒスタミンなどが働いて、血管の外に排除しようとするのでしょう。

つまり、ヒスタミンの作用によって血管壁にすき間ができて、血しょうがそとに流れ出し、それとともに赤色一〇二号なども外に流れ出すと考えられます。その結果、皮膚が腫れたり、赤くなったり、かゆくなったりするのでしょう。そして、それは「変なものが入ってきたぞ」という警告になるのです。

合成保存料も蕁麻疹の原因に

ほかにも、蕁麻疹を起こすことが知られている合成添加物はいくつかあります。保存料の安息《あんそく》香酸《こうさん》ナトリウム（安息香酸ナトリウムは、安息香酸にナトリウムを結合させたもの）やパラベン（パラオキシ安息香酸類）です。安息香酸ナトリウムは、清涼飲料やドリンク剤によく使われています。

安息香酸ナトリウムは、毒性が強く、それを五％含むえさをネズミに食べさせた実験では、すべてが尿失禁やけいれんなどを起こして死んでしまいました。また、安息香酸ナトリウムはビタミンCと化学反応を起こして、人間に白血病をおこすことが明らかになっているベンゼンに変化することがあります。

実際イギリスでは、二〇〇六年三月に清涼飲料水に添加されていた安息香酸とビタミンCが反応して、ベンゼンができていたため、製品が回収されるという騒ぎがありました。

つまり、安息香酸ナトリウムは、人体にとって危険な化学物質であるわけです。したがって、体としてはそれを血液中から排除したいし、「変なものが入ってきている」と警告を発したいわけです。その結果、蕁麻疹が起こると考えられます。

パラベンは、安息香酸ナトリウムと類似の化学物質で、添加物としてみとめられているものが五種類ありますが、中には、えさに八％を混ぜてネズミにあたえたところ、オスがすべて死亡し、メスも多くが死亡したり、あるいは肝臓に障害をもたらす可能性のあるものもあります。これらも、人体にとっては好ましくないものですから、免疫が反応して排除のメカニズムが働くと考えられます。

このほか、にぼしや油脂などに酸化防止剤として使われているＢＨＡ（ブチルヒドロキシアニソール）は、動物実験で発がん性が確認されています。また、同じく酸化防止剤のＢＨＴ（ジブチルヒドロキシトルエン）は、発がん性の疑いが強いものです。

また、輸入されたオレンジやレモン、グレープフルーツに防カビ剤として使われているＯＰＰ（オルトフェニルフェノール）、ＯＰＰ-Na（オルトフェニルフェノールナトリウム）は、ネズミを使った実験で発がん性が明らかになっています。また、同じく防カビ剤のＴＢＺ（チアベンダゾール）は、催奇形性のあることが分かっています。

これらの合成添加物も体にとって害のあるものですから、体はできるだけ排除したいわけです。

したがって、蕁麻疹を起こす可能性があると考えられます。

サバやカニで蕁麻疹が起こるのは?

「でも、蕁麻疹ってサバやカニなどを食べて起きる人が多いんじゃないの?」と疑問を持つ人もいると思います。確かに一般的に蕁麻疹を起こすものとしては、サバ、エビ、カニ、マグロ、ソバ、卵、肉類、牛乳などがあげられています。それらに含まれるタンパク質に対して、IgE抗体が作られて、蕁麻疹が起こるということです。

確かにそういう人もいるのだと思います。それらのタンパク質を十分に消化・分解することができずに、たんぱく質のままか、あるいは少し分解されたペプチドの形で吸収されて、それがアレルゲンになると考えられます。多くの人にとっては、十分消化・分解できるたんぱく質でも、ある人にとってはそれができないということなのでしょう。

そこで、それらを排除する、あるいは「そのたんぱく質は体に合わないよ」という警告を発するために、蕁麻疹が起こると考えられます。たんぱく質は化学物質に比べて分子量が大きいので、免疫が反応しやすいと考えられます。

その場合、蕁麻疹との因果関係がとても分かりやすいことになります。そのため、一般的には蕁麻疹の原因は、それらの食べ物に含まれるたんぱく質と考えられているのでしょう。

しかし実際には、薬剤アレルギーやタール色素などによる蕁麻疹の例でも明らかなように、化学物質が原因となっているケースも多いと考えられます。ただ、その因果関係がなかなか分かりにくいのだと思います。

抗体の役割

ここで免疫について整理してみましょう。免疫というのは、基本的には体の防衛軍であり、人間が自己の体を維持して行くために不可欠なものです。もし免疫がなかったら、私たちは地球の環境中で生きて行くことができません。細菌やカビ、ウイルスなどの微生物が体内でどんどん増殖して、細胞は壊されてしまうからです。

免疫は、ひじょうに複雑なシステムであり、その主役は、リンパ球のＴ細胞とＢ細胞です。Ｔ細胞の司令によって、Ｂ細胞がさまざまな抗体を作り、それらがウイルスや細菌などを攻撃・排除して、体を構成する細胞を守っているのです。

抗体には、ＩｇＥ抗体のほかに、ＩｇＧ抗体、ＩｇＡ抗体、ＩｇＤ抗体、ＩｇＭ抗体があります。いずれも、免疫グロブリンというたんぱく質でできています。これらの中でとくに重要なのが、前にも書いたＩｇＧ抗体です。

ＩｇＧ抗体は、細菌にとりついて、白血球が細菌を食べるのを手助けしたり、ウイルスや毒素に結合してそれらを無毒化します。つまり、人間にとって最大の脅威である病原菌や病原性ウイルスを撃退する役目を担っているのです。

このほか、ＩｇＡ抗体は、のどや気管支、腸などの粘膜に存在していて、そこに微生物が侵入してくると、それらに取り付いて侵入をストップさせます。ＩｇＭ抗体は、ある種のたんぱく質と協力して、細菌を破壊したり、白血球が細菌を食べるのを助けます。ＩｇＤ抗体の働きはまだよくわかっていません。

異物を排除するＩｇＥ抗体

ＩｇＥ抗体は、昔は寄生虫を排除する役割を担っていたとされています。現在では、寄生虫はほとんどいなくなりましたから、ＩｇＥ抗体が消費されずに多くなりすぎてしまって、アレルギーが増えているという説があります。寄生虫に感染すれば、アレルギーの発生を防げると主張する医師さえいます。

しかし、寄生虫に感染している人のスギ花粉に対するＩｇＥ抗体の陽性率を調べたところ、感染していない人よりも明らかに高かったという報告があるといいます。したがって、寄生虫の感染がなくなったから、アレルギーが増えたということではなさそうです。

何度も書いているように免疫はひじょうに重要なもので、Ｔ細胞やＢ細胞、各種の抗体などが、連携して外敵から体を守っています。当然ながら、IgE抗体もその一翼を担っていると考えられるのです。IgE抗体だけが体にとって悪い影響をもたらすとは考えにくいのです（一般にアレルギーは病気の一種で、体にとってよくないものと考えられています）。

IgE抗体の役割は、「異物排除」と考えられます。つまり、体にとってよくない物質が入ってきた時に、それを体の外に排出するという役割です。蕁麻疹はその典型です。第2章で喘息について書きますが、喘息も同様です。つまり、咳を続けてすることによって、気管支や気管に入ってきた異物を排除することができるからです。

また、アレルギー性鼻炎も同様です。鼻づまりで異物の侵入をストップし、鼻水とクシャミでそれを外に排除しているのです。

つまり、アレルギーを起こすIgE抗体やヒスタミンなどが悪いわけではないのです。ただ、結果的に、それらが引き起こす生理現象が本人にとって辛いものになってしまっているというだけなのです。問題なのは、アレルギーをひき起こす有害物質なのです。結局、アレルギーを無理に抑えるのではなく、原因となっている有害物質を取り除くことが大切なのです。

またも蕁麻疹に

実は私にはもう一つ、蕁麻疹に関しての苦い経験があります。それをお話しておきましょう。

明太子という食べ物があります。ご承知のように福岡名産の食品です。「ご飯と一緒に食べると、とてもおいしい」と感じている人も多いと思います。しかし、明太子は、数ある食べ物の中でも最も問題のある食べ物なのです。なぜなら、毒性の強い添加物がいくつも使われているからです。

まず、きれいな赤い色にするために赤色一〇二号や赤色三号、黄色五号、さらに発色剤の亜硝酸ナトリウムが使われているのです。亜硝酸ナトリウムは、たらこが酸化して黒ずむのを防ぐ目的で添加されています。

前にも書いたように赤色一〇二号と黄色五号は、細胞の遺伝子と結合して、突然変異を起こす可能性があります。また、亜硝酸ナトリウムは、たらこに多くふくまれるアミンという物質と反応して、ニトロソアミンという発がん物質に変化する可能性があります。

こうした問題があるため、私は市販の明太子を買ったことがありません。ただし、生活クラブ生協の明太子は、合成着色料も発色剤も使っていないということだったので、買って食べていました。とてもおいしくて、食べても何も問題は発生しませんでした。

一九九八年一一月のこと、福岡にある生協の依頼で（生活クラブ生協ではありません。念のため）、その地で講演を行ない、おみやげに明太子をもらいました。大きくてとても立派なもので、しかも「無添加」ということだったので喜んで持ち帰り、ご飯と一緒に食べました。

ところが、翌日思いもよらぬことが起こっていました。左足のふくらはぎの部分がまだら状に真赤になっていたのです。

明太子が原因か？

その発疹はふくらはぎの側面全体に広がっていて、とても気持ちの悪いものでした。まぎれもなく蕁麻疹でした。私はすぐに「明太子が原因だ」と思いました。それ以外に思い当たるフシがなかったからです。

その後、左足のまだら状の赤みは、なかなか消えませんでした。こうなると、ほかの食べ物にも反応してしまうようで（もちろんその後、明太子は一切食べませんでしたが）、とうがらしなど刺激性のあるものを食べると、赤い色が濃くなりました。それまではとうがらしを食べても、蕁麻疹が出ることはなかったのに……。

そしてその症状は、数カ月続きました。赤さが濃くなったり、やや薄くなったりと一進一退をくり返していましたが、とうとう水ぶくれができてしまいました。まず一センチ大のものができて、それより少し小さいものがもう一つできました。とてもうっとうしい感じで、しばらくするとズボンに擦れて、二つとも破れてしまいました。水ぶくれの跡は、今でもうっすらと残っています。

実はその無添加明太子には、密かに発色剤の亜硝酸ナトリウムが使われていたようなのです。

二〇〇三年九月、東京都と茨城県が実施した調査で、明太子大手のやまやコミュニケーションズが製造・販売していた「無添加辛子明太子」に亜硝酸ナトリウムが使われていたことが明らかになり、問題となりました。

それは、同社に限ったことではないようでした。その後、私が「買ってはいけない」を連載していた『週刊金曜日』編集部宛てに、無添加とうたいつつ発色剤を使っているメーカーを数社告発する文書が、内部関係者から送られてきました。それらのメーカー名の中に、私が食べた無添加明太子を製造する会社も含まれていたのです。

有害化学物質を血管から排除

亜硝酸ナトリウムは、アレルギーを起こすという指摘がある添加物です。したがって、、おそらくそれが原因していたのでしょう。あるいは、赤色一〇二号が密かに使われていて、それが蕁麻疹を起こしたのかもしれません。いずれにせよ、この明太子に含まれていたものによって蕁麻疹が発生し、私は数カ月に渡って辛い思いをすることになったのです。

亜硝酸ナトリウムは急性毒性が強く、その中毒例からヒト推定致死量は〇・一八〜二・五gとされています。猛毒として知られる青酸カリ（シアン化カリウム）の致死量は〇・一五gですから、亜硝酸ナトリウムの毒性はかなりのものです。

こうした化学物質が、添加物として使われること自体おかしいのですが、厚生労働省によって使用が認可され、実際に使われているというのが現実なのです。

たぶん突然、亜硝酸ナトリウムが入ってきた私の体はビックリして、免疫がそれを血管の外に排除するように働いたと考えられます。つまり、ＩｇＥ抗体が作られ、ヒスタミンが放出され、血管から血しょうとともに亜硝酸ナトリウムを外に流し出そうとしたのでしょう。それが、たまたま左足のふくらはぎ辺りということだったと考えられます。仮に赤色一〇二号が隠れて使われていた場合でも、同様です。

いずれの化学物質にしても、体にとっては好ましいものではなく、免疫は何とか排除しようとしたと考えられます。その結果が、左足にできた蕁麻疹だったのです。

悪いのは原因物質

ここまで蕁麻疹を中心にアレルギーのメカニズムや原因などについて書いてきましたが、アレルギーが病気というよりも、むしろ体を守るための反応であることを少しは理解していただけたのではないかと思います。

第２章では喘息について書いていますが、それも同様です。またアレルギー性鼻炎も同様です。それらが免疫によって起こる以上、その反応には何らかの意味があるのです。

人間の体には、それを維持するためにいろんなシステムが備わっていて、それぞれが役割を担《にな》っています。それらはすべて重要ですが、とくに重要なのが、神経系、ホルモン系、そして免疫系です。

神経は全身に張りめぐらされて、各種の臓器や組織の機能をコントロールしています。ホルモン系は、各種のホルモンを分泌することによって、各種の臓器や組織の機能を活性化させる役割を担っています。そして、免疫も同様に極めて重要な働きをしています。

その一因であるＩｇＥ抗体、それだけが体に害をおよぼすものとして作用するとは考えられないのです。おそらくＩｇＥ抗体は自分の役割を一生懸命果たしているだけなのです。ただそれによって起こる反応が、結果的に辛い症状をもたらすために、病気と思われがちなのです。

しかし、ＩｇＥ抗体やヒスタミンが悪いわけではありません。それらを活動させてしまう原因物質が悪いのです。したがって、アレルギーで辛い思いをしないためには、原因物質を取り込まないようにすることが何より大切なのです。

第2章

喘息は根本原因を取り除いて治す

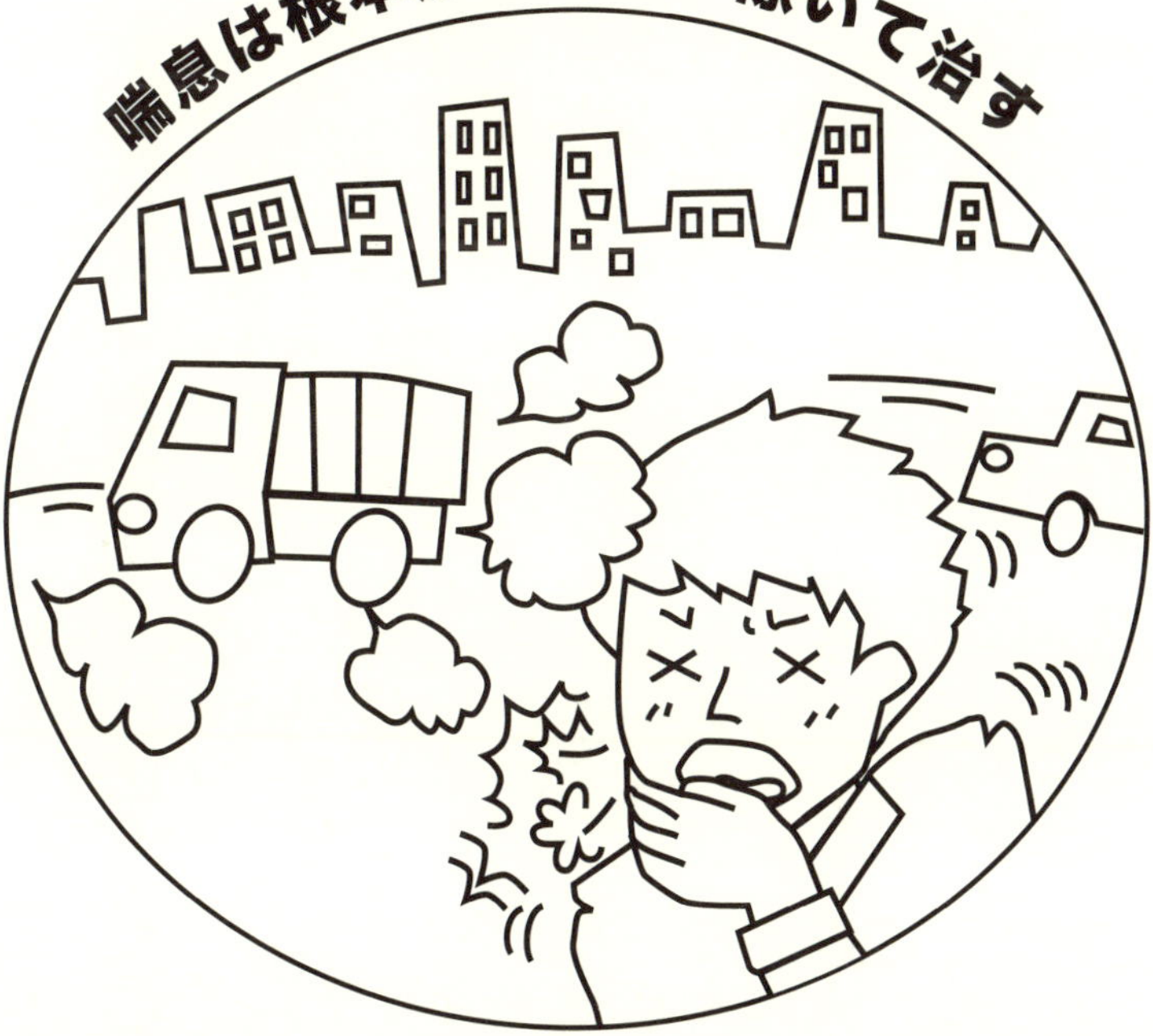

喘息の原因は本当にダニか？

喘息は、花粉症、アトピー性皮膚炎と並ぶ三大アレルギーの一つとされています。

厚生労働省の研究班が二〇〇五年六月～七月にかけて各都道府県の小学一、二年生六万四四二四人と中学二、三年生七万八人を対象に行なった調査では、、小学生の一三・九％、中学生の八・八％に喘息の症状があることが分かりました。そして、その最大の原因は、一般にはダニとされています。

マサキ小児科アレルギー科（東京都練馬区）の正木拓朗医師はその著書の中で、「ぜん息の原因になるもの、つまりアレルゲンは多種多様で、吸入性のものや食物など、身の周りにいくらでもあります。中でも吸入性アレルゲンのダニが小児の場合は九〇％を占めています」（『新版アレルギー全書』法研刊）と述べています。

アレルゲンとなるのは、ダニの死骸や糞であり、喘息の人の多くはそれらを吸い込むことで症状が現われているというわけです。

しかし、ダニの死骸も糞も人間に害をおよぼすものではありません。そもそも人間は大昔からダニの死骸や糞を吸い込んで生きてきたのです。したがって、それに対して免疫が反応して排除する必要性は低いと考えられます。むしろほかにもっと反応してしまう原因物質があるのではないでしょうか？

その筆頭に上げられるのが、自動車の排気ガスです。とくにディーゼル車の排気ガス中に含まれる微粒子です。これは発がん性物質をいくつも含んでおり、特に毒性が強いからです。

「環七喘息」という言葉を聞いたことがあると思います。環七（環状七号線）とは、都心をグルッと囲むように走っている幹線道路で、とても交通量が多いことで知られています。この道路と甲州街道の交差点周辺の子供たちに喘息が多いことが、一九六五年頃から知られるようになりました。それで環七喘息と呼ばれているのです。

同じく環状八号線の周辺でも喘息になる子供が多く、こちらは環八喘息と呼ばれています。いずれも自動車の排気ガスが原因であることは明らかです。それに含まれる有害化学物質が気管や気管支に付着し、それに対して免疫が反応し、体の外に排除しようとします。その結果、咳などが続けて出て、喘息と診断されるのでしょう。

喘息とは？

喘息の典型的な症状は、咳です。しかも、それが続けて起こります。これは、気管支が収縮して起こります。とくに夜中に起こることが多いのです。それから、「ヒューヒュー」とか「ゼイゼイ」という呼吸音が発生します。気管支の筋肉が収縮を起こして狭くなり、空気が通りにくくなっているためです。

喘息のメカニズムは、蕁麻疹と同じと考えられています。

すなわち、まず何らかのアレルゲンが鼻や口から入ってきたとします。そして、それは喉頭《こうとう》を通過して気管や気管支に到達し、そこに付着します。それに対して免疫が反応します。T細胞がB細胞に司令を発して、アレルゲンに対するIgE抗体が作られます。そして、それが気管や気管支のマスト細胞の表面に付着します。

これだけでは咳は起こりませんが、次にアレルゲンが入ってきた時、IgE抗体とアレルゲンが反応して、マスト細胞からヒスタミンやロイコトリエンが放出されます。その結果、気管や気管支の平滑筋が激しく収縮して、咳を発生させるのです。ちなみにロイコトリエンは、ヒスタミンよりも強力に気管支を収縮させます。

最近では、さらに気道の炎症が加わって起こるといわれています。T細胞やマスト細胞、好酸球（白血球の一種）などが関係することで炎症を起こし、様々な刺激に対して敏感になっているため、ヒスタミンなどによって容易に気管支が収縮したり、痰がでたりするというのです。

喘息の症状は本人にとってはひじょうに辛いものですが、見方によってはいずれも異物を外に追い出すためのものといえます。つまり、咳によって気管支などの粘膜に付着した異物を外に吐き出し、また気道を狭めることによって、異物の侵入を少なくしているともいえるのです。また、それらは気道が異常な状態になっていることを知らせる警告にもなっているのです。

喘息になった私

前に「環七喘息」と「環八喘息」について簡単に触れましたが、全国には環七や環八と同じように交通量が多く、その周辺で喘息になる人が多い地域がたくさんあります。千葉県木更津市から北上して埼玉県に通じる国道一六号線もそんな道路の一つです。

京葉工業地帯からのトラックが一日中、真夜中でもひっきりなしに走っています。そのため、周辺の排気ガス汚染がひどく、千葉県八千代市にある一六号線沿いのある地域は、地形が窪地となっていることもあって、喘息の児童が多いといわれています。実は私も国道一六号線沿いに住んで、喘息になったことがあるのです。

私が生まれて初めて喘息になったのは、一九九四年の秋、ちょうど四〇歳の時でした。その頃、私は千葉県八千代市に住んでいました。その市には住宅都市整備公団（当時）の団地があって、私は何回か応募して、何とか当選し、そこに住むことになりました。

ただし、公団が指定してきた棟は、トラックのひじょうに多い国道一六号線のすぐそばに建っていました。その国道は、京葉工業地帯のある木更津市から千葉市や八千代市を通って、そこから北上して埼玉県を通り、都心を迂回して横浜市の方まで走っている幹線道路です。常磐自動車道、東北自動車道、関越自動車道、東名高速道などと交わっており、京葉工業地帯からのトラックがこの国道を通って、それらの高速に流れていきます。したがって、トラックの交通量が極めて多く、朝、昼、夜、深夜、明け方とひっきりなしにトラックが走っています。あまりにもトラックが多いため、道路にタイヤによるへこんだ跡がついているくらいです。

当然、騒音と排気ガスが気になって、私は入居することをためらったのですが、やっと当選したことだし、また団地の周辺は田園が広がっていて気持ちがよく、そして何より家賃が安いということがあったので、とりあえず入居することにしました。

排気ガスが原因

しかし、心配していた通り、トラックの排気ガスが建物の周辺を常に漂っているような状態で、家の中にいてもどうも息苦しいような感じを受けていました。そして、そこに住んでから三カ月ほどして、私は風邪をひいてしまいました。ふつうなら風邪をひいても三～四日で治るのですが、一週間たってもいっこうに治りませんでした。そして、夜中にせき込むようになってしまったのです。

その咳は一度出始めると、なかなか止まらず何回もくり返しました。止まっても、しばらくするとまたせき込み始めました。それを夜中に何回もくり返すのです。そんな状態が何週間も続きました。つまり、私は喘息になってしまったのです。

喘息になったことがある人は分かると思いますが、咳が続くととても辛い状態になります。たいてい夜中に咳がでるために、熟睡することができません。また全身を緊張させながら咳をするので、エネルギーをとても使うのです。そのため体がとても疲れます。

すると次の日、熟睡できないため頭がボーっとしてしまって、体全体がだるく、仕事をすることができなくなります。それを毎日くり返していると、何もかもが嫌になって、絶望的な気持ちになってきます。いわゆるうつ状態です。

「これは、まずい」と思い、私は漢方薬の「小青竜湯」を飲んで、なんとか症状を和らげようとしました。「小青竜湯」は、喘息や鼻炎に効果があるとされる漢方薬だからです。しかし、無駄でした。いっこうに咳はおさまらず、辛い状態がずっと続いたのです。

ディーゼル排ガスで肺がんに

この辛い経験ののち、しばらくして気づいたことなのですが、毎晩起こる喘息は、実は体が自己を守っている結果の表れなのでした。あるいは、「まずい状態にあるので、改善しろ」と警告を発しているのでした。つまり、それは、こういうことです。

みなさんもご承知でしょうが、トラックの黒いモクモクとした排気ガスには発がん性があるのです。トラックはディーゼルエンジンを使っていますが、排気ガス中の微粒子にはニトロピレンやベンツピレンといった化学物質が含まれています。これらには、強い発がん性があるのです。
このことは、ずいぶん昔から動物実験で証明されていたのです。

結核予防会・結核研究所の研究グループでは、ディーゼルエンジンの排気ガスを清浄な空気で一〇倍に薄めて、ネズミに吸わせる実験を行ないました。その結果、黒いディーゼル微粒子が肺に多量に蓄積して、その細胞や働きに異常が認められました。

そして、二年間吸わせ続けたネズミの場合、四二%という高い割合で肺腫瘍が発生し、二六%は肺がんになったのです。

ネズミが排気ガスを吸い続けることによって、ディーゼル微粒子(DEP)が肺に蓄積し、それに含まれるニトロピレンやベンツピレンが細胞の遺伝子を突然変異させ、細胞ががん化したと考えられます。なお、この実験結果は、一九八六年に発行された医学専門誌に載っています。

このほか、環境庁(当時)のリスク評価委員会でも、ディーゼル微粒子が、人間に対して発がん性があることを認めています。世界各国の約四〇の研究報告を調べて、微粒子を吸い込みやすい職業とそうでない職業を比較したところ、前者が肺がんになる危険度が一・二~一・六倍高まることが分かったのです。具体的には、ディーゼル機関車を運転する鉄道労働者など、汚染度の高い職業の人ほど危険度が高かったのです。

つまり、ディーゼル車の排気ガスを吸い続けるということは、肺がんになる危険性があるということなのです。

喘息によって体を守る

私は、トラックが一日中ひっきりなしに走っている国道一六号線のすぐ近くに住み、ディーゼル微粒子が充満するような所で生活していました。つまり、実験のネズミと同じような状態にあったわけです。その結果、ネズミと同様にディーゼル微粒子が、私の肺や気管支に徐々に蓄積されていったと考えられます。

それは、体にとっては忌々しきことです。そのままの状態が続いて、ネズミと同じように肺に微粒子が蓄積し続ければ、肺の細胞や機能に異常が現われることになったでしょう。そして、さらに吸いつづければ、肺がんになっていたかもしれません。

肺がんになっては命が危うくなりますから、体はなんとかしてそれを防ごうとします。どうすればよいのか？　答えは簡単です。ディーゼル微粒子を体から排除すればよいのです。そこで、免疫が活躍することになったと考えられます。

つまり、ディーゼル微粒子を「異物」ととらえて、Ｔ細胞とＢ細胞が働いてそれに対するＩｇＥ抗体が作られ、それがマスト細胞に付着します。そして、微粒子が口や鼻から入ってきて、気管支や肺の粘膜に付着した時に、ＩｇＥ抗体と反応し、マスト細胞からヒスタミンやロイコトリエンが放出されたのです。

すると、それらの作用によって、気管支の筋肉が収縮して、激しい咳がでます。咳をするということは、気管支や肺から空気を外に送り出すことです。当然ながら、それとともに気管支などに付着した微粒子が外に排出されることになります。こうして、私の体は自己を必死に守ろうとしたと考えられます。

引っ越したらピタリと止まる

「そのあと、どうなったの？」と気にはなっている人もいるでしょう。

喘息が始まってから約三カ月後、「このままではダメだ」と思った私は、国道一六号線から離れた空気のきれいな所に再び引っ越しました。すると、まもなく喘息はピタリと止まったのです。それは実に見事な治り方でした。漢方薬を飲んでも全く効果がなかったのが、引っ越したらすぐに完治したのです。ただし、これは当然であるともいえます。もうディーゼル微粒子が入ってこなくなったわけですから、体はそれを排除する必要がなくなったのです。つまり、免疫システムが反応する必要がなくなって、喘息もおさまったのです。

「アレルギーは病気ではなく、体にとって害になるものを排除するために発生する」——私はこの経験によって、このことを確信したのでした。

こうした体験をしたのは、私だけではないのです。知人のＳ・Ｔさん（男性、一九四八年生まれ）

もそうなのです。彼の場合、ご自身ではなく、そのお子さんが喘息になり、やはり引っ越すことで治ったのです。

知人の娘が喘息に

二五年ほど前、Ｓ・Ｔさんは、東京都田無市に住んでいました。家から三〇〇ｍくらいの所には、青梅街道、新青梅街道、所沢街道の三街道が交差する北原交差点がありました。そこに越してきてから、数カ月後、当時幼稚園に入ろうとしていた長女が、喘息の発作を起こしました。引っ越してくるまでは、喘息を起こすことはまったくなかったといいます。

引っ越してからまもなくして長女はせき込むことが多くなりましたが、Ｓ・Ｔさんは「風邪をひいたのかな？」と思っていたといいます。ところが、いつになっても咳はおさまらず、ひどくなる一方でした（これは私のケースと似ています）。そして、たびたび呼吸困難を起こすようになりました。発作は、家族が寝静まってから起こすことがほとんどだったといいます。

Ｓ・Ｔさんは、長女を近くの病院に連れて行ったところ、気管支喘息と診断されました。それから、Ｓ・Ｔさん一家のつらい生活が始まることになりました。

夜中に長女が急にせき込み出して、痰が気管支に詰まってしまい、呼吸困難をしばしば起こしたといいます。そのまま放っておくと、息ができなくなって窒息してしまいそうな状態だったので、S・Tさんは真夜中でも、近くの病院まで連れて行き、気管支拡張剤の吸入を行ないました。それが、一時期は毎日のように続いたといいます。

やはり引っ越して治る

病院の担当医は、喘息の原因を探ろうとしました。遺伝的なものも疑われましたが、S・Tさんも奥さんも、あるいは二人の両親もアレルギーではありませんでした。アレルゲン反応テストでは、長女はハウスダストに対して陽性でした。

しかし、実際の原因は自動車の排気ガスと考えられました。北原交差点は、日本でも有数の交通量の多い交差点で、その周辺は排気ガスが充満しているような状態でした。さらに、病院の医師の話では、川崎の工業地帯の工場の排煙が、対流によってちょうど田無市近辺におりてくるのだそうです。そのため、田無市には、喘息の児童が多いとのことでした。

このままでは長女の喘息が治らないと考えたS・Tさんは、一大決心をして空気のきれいな東京・東村山市に家を買い、一九八五年一月に引っ越しました。そして、病院も変えました。新しい病院は、薬剤吸入は一切行なわずに、苦しい時には水を飲ませるように指導したといいます。

その後、長女の喘息発作の回数は、しだいに少なくなっていったといいます。季節の変わり目には、多少発作を起こしましたが、引っ越した翌年にほとんど起こすことがなくなり、三年目にはまったく発作を起こすことはなくなったといいます。

喘息患者たちが起こした訴訟

私と同年代の別の知人も、「空気のきれいなところに引っ越したら、子供の喘息が治った」といっていました。同様に排気ガスによって喘息を起こし、苦しんでいる人は多いと考えられます。

一九九六年に東京都にすむ喘息の人たちが、大規模な訴訟を起こしたケースがあります。これは、東京大気汚染訴訟といわれています。喘息などの慢性呼吸器疾患に苦しむ患者六三三人が、「疾患は自動車の排気ガスが原因だ」として、国、都、首都高速道路公団、そしてディーゼル自動車メーカー七社を東京地裁に訴えたものです。

それまでにも似たような訴訟は各地で起こされていましたが、いずれも国や自治体などの公共機関を被告にしたものでした。ところが、この裁判では初めて自動車メーカーを被告としたため、大きな注目を集めたのです。

裁判は一〇年以上に渡る審理の末に、二〇〇七年八月、原告側と被告側との間に和解が成立しました。和解条件として、メーカー側が解決一時金として総額一二億円を支払い、国、都、首都高は公害対策を実施、都は幹線道路への植樹帯設置や大気観測体制の整備、自動車交通総量の削減、低公害車の普及促進を図ることが盛り込まれたのです。

和解に応じたということは、自動車メーカー側も呼吸器疾患の原因が排気ガスであるということを認めたということでしょう。ちなみに、トヨタ自動車は世界に先駆けて排気ガスが少なく、燃費のいいハイブリッド車を発売しましたが、その背景にはこうした裁判が影響していることは間違いないでしょう。最近になって、ほかのメーカーもハイブリッド車や電気自動車の開発を積極的に進めていますが、同じことがいえるでしょう。

窒素酸化物と肺がんとの相関関係

自動車の排気ガス中には、一酸化炭素や炭化水素など多くの有害化学物質が含まれています。自動車を運転するということは、これらの有害化学物質を空気中に撒き散らすということなのです。そして、私たち人間は毎日それらの有害化学物質を多かれ少なかれ吸っているということなのです。とくに交通量の多い道路の周辺に住んでいる人は、それを吸い込む量も多くなるわけです。

これは体にとって、好ましいことではありません。場合によっては、いろんな病気が発生すると考えられます。有害化学物質が鼻の粘膜に付着すれば、そこが炎症を起こして鼻炎になることがあるでしょうし、気管支に付着すれば、気管支炎になることがあるでしょう。また、鼻粘膜やのどの粘膜が荒れれば、ウイルスや細菌の侵入を受けやすくなって、風邪をひきやすくなるでしよう。

また、最悪の場合、肺がんになることも考えられます。前に書いたようにディーゼル車の排気ガス中には、ニトロピレンやベンツピレンなどの発がん物質が含まれています。したがって、それが毎日口や鼻から入ってくれば、肺の細胞ががん化する可能性があります。

実はこれらのことはだいぶ以前から分かっていたことなのです。東京都では、一九八六年五月に『複合大気汚染に係る健康影響調査』を発表しました。これは、排気ガスと住民の健康との関連を調査したもので、そのなかで、女性の気管支や肺のがんと窒素酸化物との相関関係が高いという結果を発表しているのです。

窒素酸化物の濃度が高いということは、それだけ排気ガスの排出量が多いということであり、ニトロピレンやベンツピレンなどのほかの有害化学物質の量も多いと考えられます。それらの複合的な影響によって、女性の肺がんが多く発生していると考えられるのです。女性は男性に比べて家にいることが多いので、周辺の道路を走る自動車の排気ガスの影響を受けやすいと考えられます。

排気ガスが呼吸器疾患の原因に

また、この調査では、排気ガスがさまざまな病気の原因となっていることが示唆されました。

大気汚染のひどい地域に住んでいる小学生ほど、成長にともなう肺活量などの肺機能の増加が低いことが分かりました。また、幹線道路から五〇メートル以内の乳幼児は、呼吸器疾患の有病率が高く、症状も重い傾向がありました。

このほか、都内の小学校五校を対象とした健康調査では、喘息の有病率が都心から外れた市部の男女の平均が三・六四％であったのに対して、都心の区部は平均が五・七六％と明らかに高かったのです。

つまり、幹線道路に近い地域に住んでいる人は、呼吸器の病気や肺がんになる可能性が高いということです。そして、喘息の子供も多いということなのです。排気ガス中の有害化学物質によって、気管支や肺がダメージを受けるための呼吸器疾患が多く、その影響を減らそうと免疫が働いた結果、喘息も多くなっていると考えられるのです。

さらに、排気ガスは鼻アレルギー（アレルギー性鼻炎）を引き起こすことも疫学調査でわかっています。この調査は、一九七二年から八〇年にかけて、東京慈恵医大耳鼻咽喉科の兼子順男医師（当時）らが行なったものです。

排気ガスが鼻アレルギーを増やす

この調査で対象となった人は、全部で七七四二人。年齢が四歳から一五歳までの園児や生徒

図2　鼻アレルギー罹患率

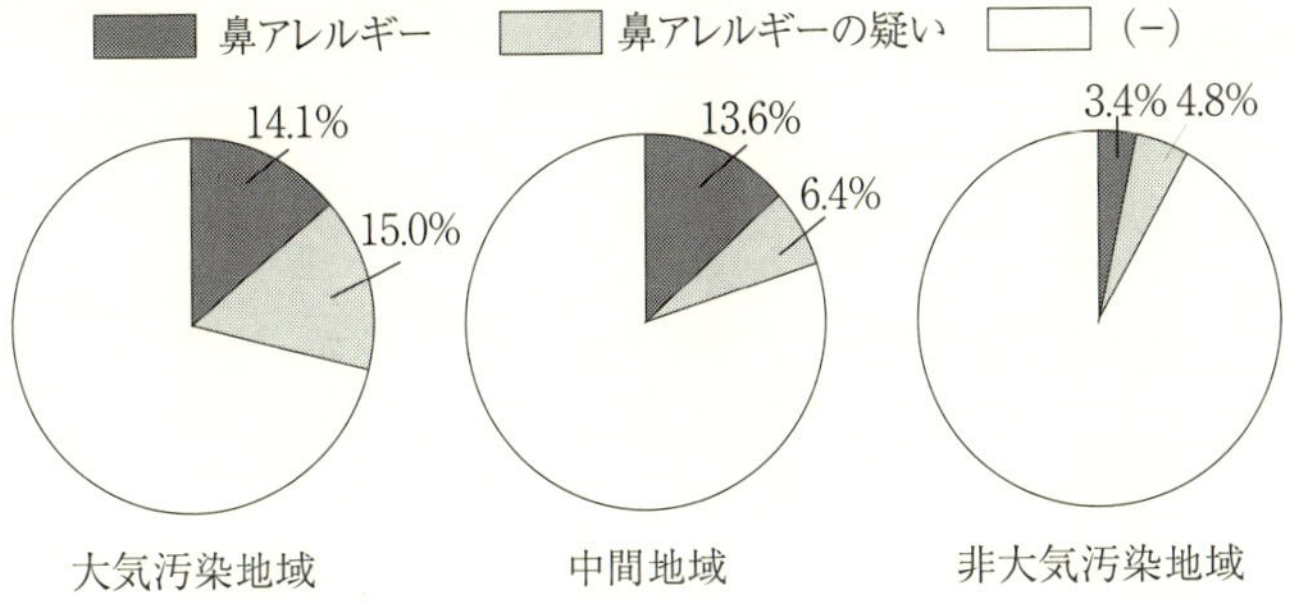

出典：兼子順男他「鼻アレルギーの増加とその要因」耳展補４

たちで、対象地域を「大気汚染地域」「非大気汚染地域」「中間地域」に分けて、鼻アレルギーの発症率を調べました。

具体的には「大気汚染地域」として、東京都品川区五反田中原街道周辺と保谷市の新青梅街道と旧青梅街道に囲まれた地域を選びました。これらは、排気ガスによる汚染地域です。

また、「非大気汚染地域」としては、岩手県宮古市郊外の車の少ない地域と山形県寒河江市から奥にはいった宮宿町および朝日町を選びました。「中間地域」としては、静岡県蒲原町を選びました。

調査は、これらの地域の児童を、アンケート調査、鼻内所見、アレルゲン皮内検査、鼻内アレルゲン誘発検査などによって、鼻アレルギーや鼻アレルギーの疑いに分類していくというものです。アレルゲン皮内検査とは、アレルゲンを針に付着させて、それを腕や背中の皮膚に軽く刺して、反応を見るものです。検査に使われたアレルゲンは、ハウスダスト（家のほこりやダニ）、ブタクサ花粉、スギ花粉でした。

その結果が、図2です。一目で分かるように、「大気汚染地域」と「非大気汚染地域」とでは、その差は歴然としていました。「汚染地域」では、鼻アレルギーとその疑いを合わせて二九・一％であったのに対して、「非汚染地域」では、八・二％と三分の一以下でした。

この調査ではっきり分かったことは、自動車の排気ガスによる汚染がひどい地域ほど鼻アレルギーになる児童が多いということです。鼻アレルギーというのは、鼻水、鼻づまり、クシャミなどです。この症状は、鼻腔に付着した有害化学物質を排出するためと考えられます。と同時に、害のないダニを含んだハウスダストや花粉も排出することになっているわけですが……。

ダニIgE抗体を持つ人が多い

冒頭で医師の間では喘息の原因の多くはダニとされていると書きましたが、これは喘息の人に対してアレルギーテストを行なうと、ダニに対して陽性反応を示す人が多いからです。つまり、ダニに対するIgE抗体を持っている人が多いということです。

日本人はダニに囲まれて暮らしているようなものなので、それに対して免疫が反応してしまうようです。国立成育医療センター研究所・免疫アレルギー研究部の斉藤博久部長によると、一般の人たちの間では、ダニに対するIgE抗体を持つ人は、七〇％にも達しているといいます。

一般家庭の室内には、必ずダニは生息しています。とくに多いのは、ソファ、めいぐるみ、じゅうたん・カーペット、布団や毛布などです。ふつう布団や毛布には無数といえるほどのダニが生息しています。

ダニにはいろいろ種類があって、アレルギーを起こすとされているのは、ヤケヒョウヒダニとコナヒョウダニです。これらは、屋内のダニの六〇～九〇％を占めています。体長は、〇・三ミリ程度と小さいので、肉眼では見ることができません。人間を刺して血を吸うことはなく、人間のフケなどをえさにしています。ちなみに、人を刺すのはツメダニです。

ダニは、高温・多湿を好みます。最も繁殖しやすい条件は、気温が二〇～三〇度で、湿度が七五～八五％くらいです。したがって、夏場にかけて増殖し、冬場になると、その数は減っていきます。ただし、最近では、暖房によって冬でも室内が暖かいので、それほど減らなくなったようです。

ダニは本当に喘息の原因なのか？

ただ、ダニは人体にとって有害なものではありません。鼻の粘膜や気管支に付着しても、それほど支障は起こらないのです。そもそもダニは大昔から家屋の中で無数ともいえるほど生息していました。そうした生き物に対して、人体が拒否反応を示して、喘息を起こすというのはなかなか納得できないことなのです。

ダニアレルギーが増えた原因としてよく言われているのは、住宅の密閉化です。ご承知のように、戦前の家屋は木造住宅が大半を占めていました。高温・多湿の日本では、通気性のよい木造住宅が適しており、江戸時代以前からほとんどが木造住宅だったのです。

ところが、戦後になって、とくに高度経済成長期以降、コンクリート製のマンションや公団住宅が増えていきました。コンクリート製の住宅はすき間が少なく、密閉性の高いのが特徴です。窓も多くありません。

そのため、どうしても湿度が高くなりがちで、しかも冬場でも暖房で室内が暖かいため、ダニの生息にとっては好条件なのです。こうしたことから、ダニの数が増えたといわれています。それで、ダニアレルギーも増えたとされているのです。

しかし、ダニに対するIgE抗体を持っているからといって、それらの人がすべて喘息などのアレルギーを起こすわけではありません。前出の斉藤部長によると、実際に喘息になっている人は、多めの集計結果でも六%程度だといいます。つまり、体の中にIgE抗体ができても、それはダニアレルゲンに対してそれほど反応しないということなのです。おそらくダニが排除する必要性の少ないものだからでしょう。

もしかすると、ダニは見かけ上のアレルゲンなのかもしれません。つまり、喘息の本当の原因は排気ガスであるのに、アレルギー反応テストでダニに対して陽性となる人が多いため、「これが原因だ」と誤解されているのかもしれません。

前にも書いたように一般的にアレルゲンはたんぱく質とされているので、排気ガスに対する反応テストは行なわれません。そのため、真の原因がわからないのかもしれません。

あるいは、排気ガス中の化学物質がハプテンとしてダニのたんぱく質と結合し、それがアレルゲンとなっていることも考えられます。これらの結合体は毒性がありますから、免疫は排除しようとするでしょう。その際、アレルギー反応テストをすると、ダニに対して陽性という結果になるので、ダニによる喘息が多いと判断されてしまうのかもしれません。

排ガス中の有害化学物質１

私自身や知人の体験、さらに疫学調査などによって、自動車の排気ガスが喘息や鼻アレルギーを起こすことは間違いない事実と考えます。中には「意外だ」「本当なの？」と思っている人もいるかもしれませんが、これはごく当然のことともいえるのです。排気ガスには、実に多くの有害化学物質が含まれており、それらから身を守るためには体内から排除する必要があり、喘息や鼻アレルギーが起こると考えられるからです。

自動車は、ガソリン車とディーゼル車があります。ガソリン車の燃料はガソリンで、ディーゼル車の燃料は軽油です。いずれも原油から作られています。ではガソリン車やディーゼル車の排気ガス中に含まれる主な有害化学物質について、見ていくことにしましょう。

[一酸化炭素・CO]

ふつう炭素(C)が燃焼した時には二酸化炭素(CO_2)が発生しますが、酸素(O)が不足した場合、一酸化炭素が発生します。一酸化炭素は、人間や動物の血液中のヘモグロビンと結合し、酸素の運搬能力を失わせます。そのため、中毒症状を起こし、重症の場合は死にいたります。一酸化炭素は、無色・無味・無臭の猛毒の気体です。

家の一階のガレージに自動車のエンジンを切り忘れて入れてしまい、それを知らずに二階に寝ていた人が死亡するという事故が時々発生しますが、排気ガス中の一酸化炭素が二階の部屋に流れ込んで、中毒を起こしたためと考えられます。

ガソリンと軽油の八五%以上は炭素であるため、酸素が十分に送られないと一酸化炭素が発生してしまい、それが排気ガスとともに排出されることになるのです。

[炭化水素・HC]

ガソリンと軽油に含まれる主な元素は炭素と水素(H)で、それらが燃焼する、つまり酸素と反応することによって、様々な炭素と水素の化合物、すなわち炭化水素が発生します。その主なものは、ベンゼン、トルエン、キシレンですが、これらはいずれも毒性が強いのです。

排ガス中の有害化学物質2

ベンゼンは、いわゆる「亀の甲」といわれる化学物質ですが、人間が一定量吸い込むと、鼻やのどに刺激を感じ、頭痛、めまい、意識低下、疲労感などの症状が現われます。重症になると、けいれん、脈拍異常、錯乱状態などを経て死亡することもあります。その他、皮膚への接触によって、発赤《ほっせき》や水泡が発生します。

さらに、低濃度の蒸気でも、繰り返し吸い込んでいると、骨髄の造血機能が障害を受けて、貧血や激しい出血を起こします。またベンゼンは、人間に対して白血病を起こすことが確認されている化学物質なのです。それは、イタリアで靴を製造する職人に白血病が多いことから分かったものです。

靴の製造には、皮をくっつけるためにニカワが使われていましたが、それには溶剤としてベンゼンが使われていました。そのため、靴の製造現場では、ベンゼンの濃度が高く、そこで働く人たちが白血病を発症する危険度は、通常の人たちの二〇倍も高かったのです。

そのためイタリアでは、一九六三年以降、ニカワやインクの溶剤としてベンゼンを使うことを法律で禁止しました。

日本では、ベンゼンについて大気中の環境基準が設定され、規制が行なわれています。環境基準値は、空気一立方メートルあたり三マイクログラム（マイクロは一〇〇万分の一）です。

次にトルエンですが、これはベンゼンにメチル基（CH_3）が付いたもので、ベンゼンと似たような化学物質といえます。別名はメチルベンゼンです。

急性毒性は、ベンゼンよりもむしろ強く、人間が一定量を吸い込むと、中枢神経が悪影響を受けて、頭痛、吐き気、疲労感、食欲不振、不整脈などを起こします。

少量でも、繰り返し吸入すると、前の症状に加えて、めまい、不眠、記憶力減退、精神錯乱などを起こします。

トルエンは、接着剤やペンキなどの溶剤として使われているため、住宅建材から揮発して、シックハウス症候群の原因となっています。そのため、日本では、室内空気中の指針値が、空気一立方メートルあたり〇・二六ミリグラムと定められています。

最後にキシレンですが、これは、ベンゼンにメチル基が二つ付いた化学構造をしています。別名を、ジメチルベンゼンといいます。皮膚や目、鼻、のどに対する刺激性が強く、吸い込むと、頭痛、疲労感、平衡感覚麻痺、精神錯乱などを起こし、重症の場合は意識を失って死にいたります。低い濃度の蒸気でも、人間が繰り返し吸入していると、めまい、手の震え、記憶力減退、胸痛、動悸などを起こします。

キシレンもトルエンと同様にシックハウス症候群の原因物質であり、指針値が定められています。その値は、空気一立方メートルあたり〇・八七ミリグラムです。

このほか、炭化水素は大気中で紫外線と反応して、光化学オキシダントを発生するという問題もあります。オキシダントは、人間の目やのどの粘膜を刺激して、呼吸器にも影響をおよぼします。そのため毎年夏になると、全国各地で光化学スモッグ注意報が発令されます。

排ガス中の有害化学物質３

これだけでも、排気ガスがいかに毒性の強いものかがお分かりいただけたと思いますが、まだほかにも有害な化学物質が含まれているのです。

【窒素酸化物・NO_x】

窒素酸化物には、一酸化窒素や二酸化窒素があります。人間が吸入すると、鼻、のど、肺などが強く刺激され、咳や息切れなどを起こします。

高濃度を吸い込んだ場合、頭痛、めまい、吐き気、疲労感などのほか、呼吸困難やけいれんを起こし、衰弱状態を経て死亡することもあります。

また、比較的低濃度を吸い込んだ場合でも、気管支炎や肺気腫などを起こし、咳や呼吸困難がひどくなります。二酸化窒素の年平均の大気中濃度が、〇・〇二～〇・〇三ｐｐｍのレベルで、小学生の喘息を増加させるというデータがあります。

さらに、炭化水素と同じように紫外線との反応によって、光化学オキシダントを発生させます。日本では、大気汚染に関する二酸化窒素の環境基準として、一日平均値を〇・〇四～〇・〇六ppmに定めています。

なお、窒素酸化物は、工場の排煙などに含まれている硫黄酸化物（S０x）とともに酸性雨の原因にもなっています。酸性雨によって、樹木などの植物が枯れるという影響が見られます。

［粒子状物質］

粒子状物質（PM）は、とくにディーゼル車の排気ガスに多く含まれています。吸入すると、気管支や肺に付着して、呼吸器疾患の原因になります。

PMのなかでも直径が一〇マイクロメートル以下のものは空気中に浮遊するため、浮遊粒子状物質（SPM）といわれています。SPMは、呼吸器や肺に入り込んで、喘息などの呼吸器疾患や肺がんの原因になることが指摘されています。そのため、環境基準が定められています。その値は、一時間値の一日平均値が一立方メートル当たり〇・一〇ミリグラム以下、一時間値が同じく〇・二〇ミリグラム以下というものです

SPMのなかでもとくに粒子が小さいもの、すなわち直径が二・五マイクロメートル以下のものをPM二・五といいます。PM二・五はその小ささゆえに、鼻毛や気管支を通り抜けて肺の奥深くまで達するため、肺や循環器への影響をおよぼすことが分かっています。

排気ガス汚染のない地域に

自動車を運転するということはこれだけの有害化学物質を撒き散らしながら走るということなのです。ドライバーの人にはこのことを十分認識してもらいたいと思います。それを毎日吸い込まされている私たちの体はたまったものではありません。

体としては自己を維持するために、できるだけ有害化学物質を排除するように機能すると考えられます。トラックやバスの排気ガスに含まれるディーゼル微粒子の場合、炭化水素や窒素酸化物に比べて大きいので、気管支や肺の粘膜にこびりつきます。それは、前出のネズミを使った実験でも確認されています。そのため、免疫が反応しやすいと考えられます。そこで、喘息が発生するのです。

また、鼻アレルギーもディーゼル微粒子が原因している可能性が高いのです。鼻の粘膜に付着し、それに免疫が反応すると考えられるからです。

したがって、喘息や鼻アレルギーを解消するためには、排気ガスで汚染されていない地域に住むことが最も大切なのです。

お医者さんの多くは、こうした事実を見逃しているように思います。それはおそらく「たんぱく質がアレルゲンとなる」という固定観念があるからでしょう。しかし、薬剤アレルギーや食品添加物が蕁麻疹を起こす例でも明らかなように、分子量の小さい化学物質でもアレルゲンとなり得るのです。化学物質が単独でアレルゲンとならない場合でも、前に書いたようにハプテンとして体内のたんぱく質と結合することでアレルゲンになるのです。どうもこれらのことが見過ごされているように思えてなりません。

前にも書きましたが、有害化学物質とダニのアレルゲンとはお互いに関係し合っているのかもしれません。つまり、それらが複合的に作用して免疫を刺激し、ＩｇＥ抗体を作らせて喘息を引き起こしているのかもしれません。その際、見かけ上はダニに対するＩｇＥ抗体が作られるので、ほとんどはダニが原因と考えられているのかもしれません。

最も大切な空気なのに……

いうまでもなく私たちは空気がなくては生きていくことができません。わずか五分間くらい空気を吸えない状態になると、窒息して死んでしまいます。それほど空気は重要なのです。その大切な空気を、どうしてこうも簡単に排気ガスによって汚染させてしまって平気なのか、不思議でなりません。

「薄まるから平気だよ」という人もいるかもしれませんが、薄まっても有害化学物質がなくなるわけではありません。それは、大気中をぐるぐる回り続けているのです。かつてある生態学者がその著書の中で、「今の地球は薄いガス室状態だ」と指摘したことがありますが、まさしくその通りなのです。

実際夏になると、前にも書いたように光化学スモッグ注意報が全国各地で発令されます。私は千葉県北部の市街地と農村部の境のようなところに住んでいますが、そこでも夏になると毎日のように光化学スモッグ注意報が防災無線で流されます。そのため、外に出るのをひかえなくてはなりません。

私の住んでいる所がこのような状態なのですから、都市部はもっと排気ガスによる汚染がひどいことは間違いないでしょう。東京に仕事などででかけた際に、高層のビルから外を眺めると、薄っすらと暗い層に東京の街全体が覆われていることがわかります。排気ガスが薄い層となって、街全体を包んでいるのです。こうした汚染された空気を多くの人が吸っているのですから、喘息などになる人がいても不思議ではないように思われます。

世界中で撒き散らされる有害化学物質

人間の体は自己を守る巧みな仕組みがそなわっていて、その典型が嗅覚です。腐った食べ物や大便は嫌な臭いがしますが、それは体にとって害があるからです。つまり、害のあるものは、嫌な臭いと感じて、それを取り込まないようにしているのです。

いうまでもなく自動車の排気ガスは、ひじょうに嫌な、不快な臭いがします。とくにディーゼル車の排気ガスは、黒くモクモクしており、ガソリン車以上に嫌な臭いがします。それだけ人間に害があるということです。

これほど嫌な臭いのするものを、どうして全世界の人々が何のためらいもなく空気中に撒き散らし続けているのか、不思議でなりません。これだけ多くの人が有害化学物質を平気で空気中にばら撒いているのですから、そのしっぺ返しがくるのは当然のことです。その一つが、喘息の増加といえるでしょう。

自動車は、人間の行動範囲を大幅に広げたという点で、産業革命以降最大の発明の一つといえますが、同時にそれは、有害化学物質を空気中に容赦なく撒き散らすという点で、最大の欠陥商品でもあったのです。

その欠陥商品が全世界に普及してしまったために、地球環境はかなり悪化してしまいました。日本では、全国各地で光化学スモッグが発生し、多くの子供が、目やのど、気管支などに障害を受けているのです。

さらに、肺がんも排気ガスが関係していると考えられます。肺がんの原因としては、喫煙が一番にあげられていますが、がん発生のメカニズムは複雑で、一つのものが原因とはっきりいえない面があります。タバコの煙に含まれる有害物質が原因しているケースは多いと考えられますが、そこに排気ガス中の有害化学物質が加わって、細胞のがん化を容易にしていることも考えられます。

喫煙者ではないのに、肺がんになる人も少なくありませんが、これはかなり排気ガスが関係していると考えられます。もちろん受動喫煙による場合もあります。

ハイブリッドと電気自動車が走り出す

最近になって、やっと排気ガスを空気中に撒き散らすということの愚かさに人々が気づき始めたようです。排気ガスの少ないハイブリッド車が開発されて、それらの人気が高まり、世界初のハイブリッド車であるトヨタの「プリウス」は、最も売れる車になっています。ホンダのハイブリッド車「インサイト」や「フィット」も人気があります。

さらに、走行中の排気ガスがゼロの電気自動車の開発が進んでおり、一部のメーカーでは販売が始まっています。

日本では、三菱自動車が「アイミーブ」を発売しました。まだ価格が高いために普及は進んでいませんが、日産自動車も電気自動車の販売を本格化する予定で、今後電気自動車の普及が進むことは確実でしょう。

前に東京大気汚染訴訟で自動車メーカー側が和解に応じたことを書きましたが、おそらく自動車メーカーは以前から、排気ガスが喘息などの原因であることは十分分かっていたのだと思います。しかし、それを認めてしまったのでは、車は売れなくなりますし、社会的責任も追及されます。そこで、責任逃れをしてきたのでしょう。

ところが、技術的にハイブリッド車の生産に目途が立ち、また、その先を見越しての電気自動車の開発にも目途が立ってガソリン車やディーゼル車の代わりができたので、自分たちの責任を認めたのでしょう。

今後は、排気ガスをださない電気自動車が普及することは間違いありませんが、電気自動車を普及させれば、問題が解決するというものではありません。なぜなら、石油や石炭、天然ガスを燃料とした火力発電の場合、燃焼ガスが排出され、その中には有害化学物質や地球温暖化の原因となっている二酸化炭素が含まれるからです。

また、原子力発電の場合、常に放射能漏れの危険性がありますし、さらに放射性廃棄物をどう処理するかという問題があります。

脆くも崩れた原発の安全神話

これまで原子力発電所は、五重の壁（核燃料ピット、核燃料棒、原子炉圧力容器、原子炉格納容器、原子炉建屋）によって守られており、放射性物質が環境中に放出されることはないと言われてきました。しかし、その安全神話は、二〇一一年三月十一日の宮城県沖の大地震と津波によって、もろくも崩れ去りました。

ご承知のように福島第一原子力発電所の1号機から4号機の電源供給が完全にストップし、運転中だった1から3号機の核燃料棒を冷却できなくなり、1号機と3号機で水素爆発が発生し、2号機では原子炉格納容器が損傷しました。また、定期検査中の4号機では、爆発と火災が発生しました。その結果、大量の放射性物質が大気中に放出されました。その量は、一九八六年に旧ソ連のチェルノブイリ原発事故で放出された放射性物質の一五%位とされています。しかし、二〇%～五〇%という見方もあります。

福島第一原発から放出された放射性物質は、大気中を拡散し、東北や関東、中部などの各都県の大地に降り注ぎました。そして、農作物を、水を、土壌を、空気を汚染しました。また、海洋に流れ出た放射性物質は、魚介類や海藻、海水を汚染しました。そのため、原発周辺の人々は避難をせざるをえなくなったのです。

今回の事故で、原発がいかに危険なものか、ひとたび事故が発生して放射性物質が放出されれば、どれだけの被害をもたらすかを我々は思い知らされました。地震と津波に襲われた福島第二原発と女川原発（宮城県）で大規模な事故が起こらなかったのが、不幸中の幸いでした。もしこれらでも同様な事故が発生していたら、まさしく日本は壊滅状態になっていたでしょう。

しかし、そうした潜在的危険性は原子力発電所が稼動している限り、常に存在しているのです。現在全国には全部で五四基の原子炉があります。そして、日本政府は二〇三〇年までに一四基以上増やす計画で、すでに建設中のものもあります。つまり、日本全体が原発に囲まれているような状態で、その潜在的危険性は増すばかりなのです。

今後、再び大規模な地震や津波が発生する可能性は否定できません。したがって、今回のような事故が再び発生することも否定できないのです。さらに、人為的ミスによって事故が起こる可能性もあります。

一見先端技術の塊りであるように見える原発は、実際には人海戦術によって動かされている面が多く、人為的な操作ミスの発生は十分起こり得るのです。実際にチェルノブイリ原発事故は人為的ミスで発生したものです。

つまり、原発が稼動している限り、私たちは第二、第三の福島原発事故の発生を覚悟しなければならないのです。ほとんどの人は、「もうこんな悪夢は絶対に嫌だ」と思っているでしょう。しかし、今の状態では、再び悪夢が起こる可能性はあり続けるのです。もし二度と悪夢を見たくなかったら、原発を廃止するしかないのです。

ソーラーカーを普及させるべき

したがって、安心できる、そして排出ガスのない暮らしを実現するためには、原子力発電も火力発電も必要としない電気自動車を作らなければならないのです。「そんなのあるの？」と思う人もいるでしょうが、実はあるのです。その答えは、ソーラーカーです。すなわち、太陽電池で走る車です。

テレビなどで、ソーラーカーのレースを見たことがある人は多いと思います。そこに登場しているのは一人乗りのレース用の車で、形もふつうの自動車とはずいぶん違っていますが、一般道でも走れる車にすればよいのです。なぜ、もっとそうした車を開発しようとしないのか、不思議でなりませんが……。

実は一般道用のソーラーカーを開発しているメーカーがあるのです。太陽電池で知られる京セラです。それは四人乗りの軽自動車で、ボンネットと屋根に太陽電池パネルを貼り付けたものです。二〇年ほど前に関西にある京セラの工場敷地内で、私はそのソーラーカーに試乗したことがあるのです。

それは、太陽電池とモーターを組み合わせた簡単なものでしたが、ふつうの自動車と変わらない走りでした。動き出しや加速がとてもスムーズで、走りもなめらかで乗り心地のよいものでした。京セラの担当者は、「近い将来の実用化を目指す」といっていましたが、残念ながらまだ実用化はされていません。

今は各メーカーとも、電気自動車の開発にしのぎを削っていますが、さらにその先を見据えて、ソーラーカーの開発に力を入れてみてはどうでしょうか？　ソーラーカーは、走行時も電力生産時にも排出ガスを出さないという点で、本当の意味でのエコカーになるでしょう。

太陽電池の活用を

電気自動車の場合でも、太陽電池で発電した電気で走れば、ソーラーカーと同じことになります。現在、屋根にソーラーパネルを設置した家庭が増えています。日本政府が、太陽電池で発電した電気について、電力会社が買い取る価格を従来よりも高くする法律を二〇〇九年に制定したため、さらに設置する家庭が増えるでしょう。それを直接、あるいは蓄電池にためて、電気自動車に使えばよいのです。こうすれば、走行時も発電時も排出ガスを出さないことになります。

これは、決して非現実的な話ではありません。こうなる時代は、もうすぐそこまで来ているのです。これが実現すれば、有害な化学物質は大気中に放出されないことになります。そうなれば、喘息で苦しむ人も減ることでしょう。また光化学スモッグの発生も減るでしょう。

第3章

花粉症の真の原因は「花粉」ではない

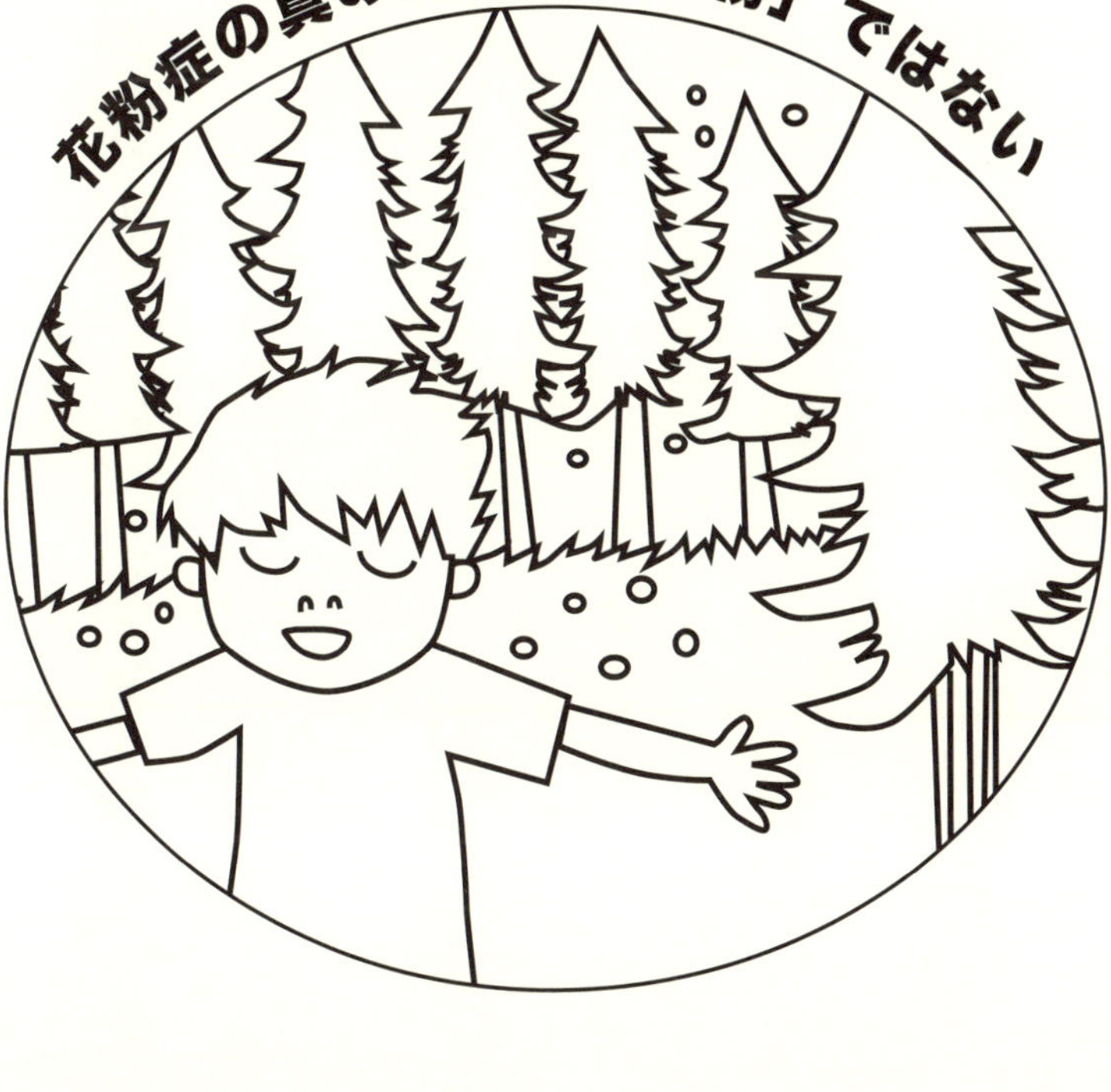

「春が待ち遠しくない……」

「寒い冬が終わって、待ちに待った春が来る」——多くの日本の人がこう思っているでしょうし、少し前の時代ならすべての人がこう思っていたはずです。ところが、今はこう感じられない人が多いのです。「春が来ると、憂鬱で憂鬱で」という人さえいます。なぜなら、毎年春になると花粉症で辛い思いをしなければならない人が多いからです。

花粉症になる人は年々増えていて、日本人全体の五人に一人、あるいは三人に一人が花粉症などといわれていて、はっきりした割合はなかなか分かっていません。そんななかで、日本アレルギー協会の奥田稔会長らが行なった調査は、もっとも信頼がもたれています。

それは、住民台帳をもとに一万人を対象に行なわれたもので、回収率も五六%と高いものでした。その調査によると、花粉症の人の割合は、全国平均で一五・六%でした。地域別では、東海が二八・七%、南関東が二三・六%、北関東が二一・〇%と高く、逆に九州が一二・八%、東北が一三・七%と低くなっていました。

これらで分かることは、まず人口の多い南関東が多いということです。そして、日本の大動脈となっている東海道新幹線や東名高速などがある東海も多いということです。これに対して、九州や東北など、日本の中心から遠い地域では、花粉症の割合は少なくなっています。

本来ならスギの多い東北や九州でもっと割合が高くてもいいはずなのですが、そうなってはいません。なぜなのでしょうか？

花粉症の原因は本当に花粉か？

そもそも花粉症は、本当にスギ花粉などの花粉が原因なのでしょうか？　もし花粉が本当に原因なら、なぜもっと昔から花粉症が流行っていなかったのでしょうか？

戦後のスギの植林によって、スギが増えて花粉の飛散が多くなったため、花粉症になる人が増えたと一般にいわれていますが、スギは大昔から日本で生えていたのです。したがって、今よりも数が少ないとしても、花粉症の人が昔からいてもいいはずです。ところが、日本で花粉症が初めて発見されたのは、一九六四年のことです。

また、当然ながらスギは農山村地域に多く生えています。私が住んでいる千葉県もスギがいたるところに生えていますが、多いのは房総や北総などの農山村部です。ところが、花粉症で苦しんでいる人は、都心や都市部に多いのです。

なお、花粉症を起こすものとしてはスギ花粉が一番にあげられていますが、ほかにヒノキ、シラカバなども花粉症を起こすとされています。ヒノキは、スギの花粉が飛び散った後に、飛散するようになります。シラカバは、スギが生えていない北海道では、花粉症を起こす一番の花粉とされています。

これらは、春の花粉症の原因となるものですが、秋にも花粉症に悩まされている人がいます。それは、秋の花粉症といわれ、原因は、イネ科のカモガヤ、雑草のヨモギ、ブタクサ、さらにキクなどとされています。

花粉症の発生にも、実は自動車の排気ガスが深く関わっていたのです。これからそのことを疫学データや動物実験の結果などから明らかにしていきたいと思います。

スギが多い所は花粉症が少ない

日本で初めて花粉症の人が確認されたのは、杉並木で知られる栃木県日光市です。私は、栃木県宇都宮市の出身ですから、日光には何度も行っていますし、高校生の時には自転車で日光街道を通って宇都宮から日光まで行ったことがあります。ただし、杉並木のスギは、自動車の排気ガスによって枯れるなどして、私の子ども時代からそれほど多いものではなくなっています。

この花粉症発祥の地である日光の住民を対象としたひじょうに興味深い疫学調査があります。それは、古河日光総合病院の小泉一弘院長（当時）が、一九八五年に発表したものです。小泉院長らは、当時の日光市と隣の今市市の住民から任意に三一三三人を選び出し、それらの人たちを三つのグループに分類しました。

一、自動車交通量が多く渋滞の激しい「杉並木地区」

二、杉は多いが交通量は少ない「杉森地区」

三、その他の「一般地区」

そして、これらの地区の人々に三月中旬から四月にかけて、クシャミや鼻水、鼻づまりなどの鼻症状、充血や涙、かゆみなどの目症状が現われるか、アンケート調査を行なったのです。つまり、花粉症の発生と住んでいる地域の交通量との関係を調べたのです。

その結果は、意外なものでした。花粉が花粉症の原因であれば、当然「杉森地区」での発症が一番多いはずですが、そうではなかったのです。花粉症の発生がもっとも多かったのは、今市市の「杉並木地区」で一四％でした。次に多かったのは、日光市の「杉並木地区」で一二％。

そして、スギの多い「杉森地区」は、予想に反して七〜一〇％と少なかったのです。とくにスギが極めて多く、交通量のほとんどない日光市小来川地区では、発生率は五・一％と、ひじょうに少なかったのです。その他の「一般地区」が七〜一〇％で、全体の平均は一〇％でした。

スギ花粉が本当の原因ではない

この疫学調査から、どんなことがわかるのでしょうか？　まず花粉症は、スギの花粉が本当の原因ではないということです。もし、花粉が本当の原因なら、スギの多い「杉森地区」の発生がもっとも多いはずです。ところが、実際には「杉並木地区」よりも少なかったのです。しかも、スギが極めて多い小来川地区では、今市市の「杉並木地区」の約三分の一とひじょうに少なかったのです。逆にスギが少なく交通量の多い「杉並木地区」では、発生の割合が、平均を上回っていました。

これらの結果から、花粉症の本当の原因はスギの花粉ではなく、発生には自動車の排気ガスが大きく関わっていることが分かるのです。

これを裏付ける動物実験のデータがあります。東京大学物療内科の村中正治助教授（当時）らの研究グループが、マウス（ハツカネズミ）を使って行なった実験の結果です。

同教授らは次のような実験を行ないました。まず、スギ花粉のアレルゲンをマウスに注射して、それに対するＩｇＥ抗体がどの程度できるのかを調べたのです。花粉症は、花粉アレルゲンに対して、免疫システムが反応し、Ｂ細胞がアレルゲンに対するＩｇＥ抗体を作り、それがマスト細胞に付着して、次に花粉アレルゲンが体内に入ってきた時にＩｇＥ抗体と反応し、ヒスタミンやロイコトリエンが放出されて発生します。したがって、もしＩｇＥ抗体ができなければ、花粉症は発生しないことになります。

実験では、マウスにスギ花粉のアレルゲン一マイクログラム（マイクロは一〇〇万分の一）を四週ごとに一回、全部で二四週間注射しました。しかし、ＩｇＥ抗体はできなかったのです。スギ花粉のアレルゲンを一〇マイクログラムに増やして同じ実験が行なわれましたが、結果は同じで

図3　マウスにスギ花粉アレルゲンを単独またはディーゼル排出微粒子(DEP)と共に繰り返し注射(矢印)した時のスギ花粉アレルゲンIgE抗体の産生状況

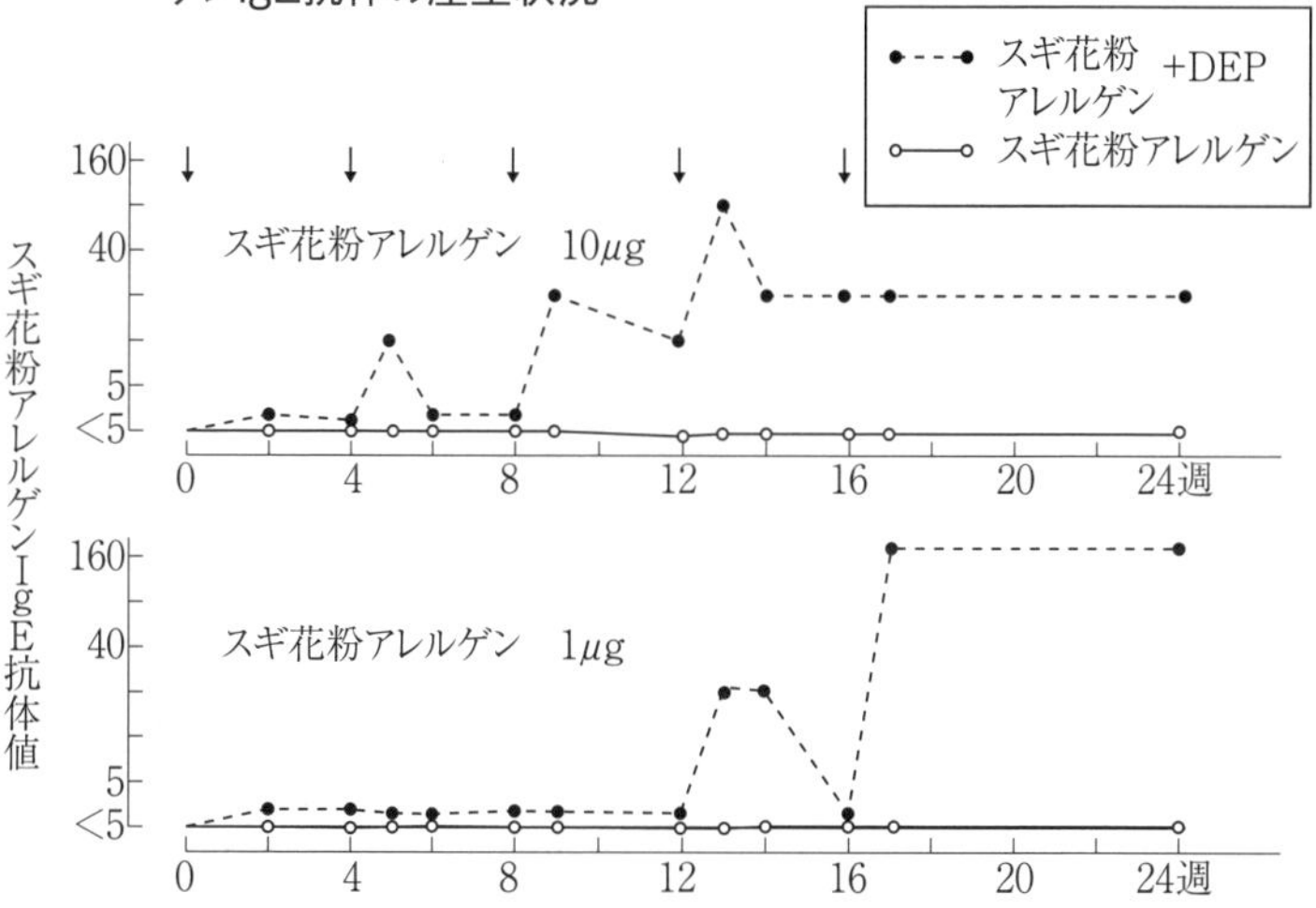

出典：村中正治他「花粉アレルギーの増加と大気汚染」日本医事新報1985年4月6日号

ＩｇＥ抗体はできませんでした。

次に、スギ花粉アレルゲンとともに、ディーゼル車排気ガス中の微粒子（ＤＥＰ）をマウスに注射するという実験を行ないました。その結果、アレルゲン一〇マイクログラムとＤＥＰ二ミリグラムをともに注射した場合、注射して二週間後からＩｇＥ抗体が見つかるようになり、その後四週間ごとの注射で、明らかにＩｇＥ抗体が増えていったのです（図３）

また、スギ花粉アレルゲンを一マイクログラムに減らして、同様にディーゼル微粒子とともに注射した実験でも、二週間後からＩｇＥ抗体が見つかり、一二週間後からは明らかにＩｇＥ抗体が増えたのです。

つまり、この実験では、スギ花粉アレルゲンだけでは、IgE抗体はできず、したがって花粉症にはならないが、そこにディーゼル微粒子が加わることによってIgE抗体ができるようになり、花粉症になることが分かったのです。

前の日光市の疫学調査とこの動物実験の結果から、どんなことがいえるでしょうか？　その答えは明らかだと思います。スギ花粉は花粉症の真の原因ではないということです。もし、真の原因なら、スギの多い「杉森地区」のほうが、スギの少ない「杉並木地区」よりも花粉症の人が多いはずです。しかし、結果はそうではありませんでした。スギが少なく排気ガスが多い地区のほうが、花粉症の人が多い結果になっているのです。

さらに、ハツカネズミの実験でも、スギ花粉アレルゲンを注射しただけではIgE抗体ができず、ディーゼル微粒子を一緒に注射して、初めてIgE抗体ができたのです。つまり、スギ花粉だけでは、花粉症は起こらないのです。そこにディーゼル車の排気ガスが加わることで、花粉症が起こるのです。結局、真の原因は花粉ではなく、自動車の排気ガスということなのです。

これで、花粉症の二つの謎が解けたことになります。つまり、杉は大昔から生息していたのに、なぜ、一九六四年に初めて花粉症が確認され、その後急激に増えていったのか？　それは、自動車の普及、とくにディーゼル車の普及とともに、花粉症の発生者も増えていったということなのです。また、農村部よりも都市部で発生者が多いのは、都市部のほうが圧倒的に車が多く、排気ガスによって空気が汚染されているからなのです。

ハプテンとして作用する？

では、なぜディーゼル微粒子が加わるとスギに対するＩｇＥ抗体が作られようになるのでしょうか？　これについてはいくつかの理由が考えられます。

まず、一つはディーゼル微粒子が「ハプテン」として作用するのではないかということです。ハプテンについては第1章で書きましたが、たんぱく質に比べて小さな化学物質で、それ自身ではアレルゲンとならないが、たんぱく質と結合することでアレルゲンになるものです。

スギ花粉とディーゼル微粒子が一緒に体内に侵入したとします。スギ花粉は体にとって害のあるものではありませんから、ふつうなら免疫は反応せず、ＩｇＥ抗体は作られず、当然ながら何の症状も現われないことになります。実際にこのような人はひじょうに多いわけです。春になっても花粉症にならない人のほうが多いのですから。

ところが、ディーゼル微粒子が一緒に入ってきて、花粉のたんぱく質と結合することで、それらは有害な粒子になります。ディーゼル微粒子が有害だからです。すると、免疫は「これは一大事。すぐに排除しなければ」と、それらに反応してIgE抗体を作り始め、その結果としていろいろな症状が現われるのではないかと考えられるのです。

その場合、アレルギーの検査を行なうと、スギ花粉に反応して陽性となるので、スギ花粉が原因の花粉症と診断されてしまうのでしょう。

こう解釈すると、前の日光市の疫学調査の結果が説明できます。つまり、交通量の多い所では当然排気ガスも多く、それに含まれる有害化学物質と花粉中のたんぱく質が体内で結合し、それらを一緒に排除しようとするため、花粉症も多いということです。

免疫に過剰反応させるもの

また、別の見方もできます。それは、ディーゼル微粒子などの化学物質がアジュバントとして作用するのではないか、ということです。アジュバントとは、ラテン語の「助ける」という意味で、アレルゲンとされるものと一緒に投与すると、IgE抗体ができるのをうながすもののことです。つまり、免疫を刺激して活性化し、反応しなくてもいいものにまで反応させてしまう、すなわち過剰反応を起こさせるものです。

その結果、本来排除する必要のない花粉まで排除すべき異物と免疫が認識してしまい、IgE抗体が作られ、鼻や目に作用するというわけです。これは、ある意味では免疫が誤作動を起こし

ているということです

前の動物実験から、ディーゼル微粒子がアジュバントとして作用することは、ほぼ間違いないと考えられます。スギ花粉アレルゲンを注射しただけではＩｇＥ抗体ができないのに、それを一緒に注射すると、ＩｇＥ抗体ができるからです。

第２章で排気ガスに含まれる粒子状物質（ＰＭ）について説明しましたが、ディーゼル車から出るＰＭがディーゼル微粒子です。このほか、自動車の排気ガス中には、窒素酸化物（ＮＯx）や炭化水素のベンゼン、トルエン、キシレンなどの有害化学物質が含まれていますが、それらもアジュバントとして作用しているのかもしれません。

その結果、交通量の多い地域では、花粉症の症状を示す人が多いというのは、十分考えられることです。なお、ディーゼル微粒子がハプテンとして作用することは、結果的にアジュバントとして作用しているという見方もできます。つまり、花粉だけではＩｇＥ抗体ができないけれども、花粉にディーゼル微粒子が結合することで免疫が刺激されて、ＩｇＥ抗体を作るようになるという考え方もできるからです。

排気ガスが鼻アレルギーを増やす理由

第２章で、排気ガスによる大気汚染がひどい地域では、鼻アレルギー（アレルギー性鼻炎）の人が多いという調査データを紹介しましたが、以上のことと関連付けて考えると、よく説明できます。

鼻アレルギーは、通年性と季節性とがあります。一般にダニやハウスダストが原因で一年を通して発生するのが通年性鼻アレルギーで、春や秋などに花粉によって発生するのが季節性鼻アレルギー、すなわち花粉症です。第2章で紹介した調査は八年間かけて行なわれていますので、通年性と季節性が合わさっていると考えられます。

それにしても、大気汚染地域は非大気汚染地域に比べて、鼻アレルギー患者が四倍以上も多いのですから、かなりの差です。どうしてこんなに差があるのでしょうか？　それは排気ガスが人体にいろいろな形で作用しているからと考えられます。

まず排気ガスがアジュバントとして作用し、免疫が過剰反応するようになってしまい、ダニやハウスダスト、さらに花粉に反応してしまい、それを排除するように働いてしまった結果、通年性と季節性の鼻アレルギーが増えたと考えられます。

また、排気ガス中の化学物質がハプテンとして作用し、ダニや花粉などのたんぱく質、あるいは体内のたんぱく質と結合し、アレルゲンとなることによって、同様に鼻アレルギーが増えた可能性もあります。

さらに、それらの化学物質が、とくに窒素酸化物や炭化水素に比べて大きいディーゼル微粒子がそれ自体でアレルゲンになっていることも考えられます。

これらの排気ガスの影響が合わさった結果、大気汚染地域では鼻アレルギーの発生がひじょうに多いということになったと考えられるのです。

「本当に花粉は犯人じゃないの？」

「でも、本当に花粉症の原因は花粉じゃないのかな？」と疑問に思っている方も多いことでしょう。これは無理からぬことです。一般的にもお医者さんの間でも、「花粉症の原因は花粉」というのが常識になっていますし、毎年春になるとテレビでは花粉情報を熱心に流しています。さらにドラッグストアや薬局には花粉が鼻や目に入ってくるのを防ぐグッズがいろいろ売られています。もはや花粉が犯人であることを誰も疑っていないのです。

いやむしろ、誰もが花粉を犯人にしたいのだと思います。そうすれば、花粉対策グッズや花粉症の薬は売れますし、お医者さんには花粉症患者がたくさんやってきて儲かります。またテレビも花粉情報を毎日流すことで視聴率をアップできます。みんな万々歳なわけです。しかし、花粉症の人はいつまでたっても症状がなくならず、ずっと苦しみ続けるということになります。なぜなら、本当の原因を解決することにはならないからです。

ここでさらに、花粉が原因ではないという証拠をお示ししましょう。世の中には納得できない不思議な事実がいくつもありますが、それらを集めた『数字が語る現代日本の「ウラ」「オモテ」

――地図と統計で見る意外な実態』(宇田川勝司、学研新書)という本があります。その中に、「花粉症有症率が、スギ王国秋田県(一四・〇%)より東京都(三一・一%)が高いのはなぜ」という章があります。

この章では、そのタイトルでも分かるようにスギ人工林の多い県に花粉症が少なく、スギ人工林が少ない県に逆に花粉症が多いことを指摘して、その謎を解こうとしています。この際、鍵となる都道府県別の花粉症発生のデータとして、日本アレルギー協会が二〇〇八年に行なった全国調査を用いています。

スギの多い県は花粉症が少ない

日本アレルギー協会では、全国の耳鼻咽喉科医師の協力を得て、耳鼻咽喉科医とその家族一万五六七三人の花粉症発生状況を調べました。それによると、スギ花粉症の全国の発生率は二六・五%と約四人に一人が発生している状態でした。ちなみに、スギ人工林のある都道府県で、発生率がもっとも高かったのは山梨県で四四・五%、次いで高知県の四一・二%、順に埼玉県三九・六%、栃木県三九・六%、静岡県三九・三%と続き、東京都は三二・一%でした。

一方、発生率の最も低い県は宮崎県で八・二%、次いで岩手県および鹿児島県の一二・一%、順に青森県一二・五%、島根県一三・一%、熊本県一三・六%、秋田県一四・〇%と続いていました。つまり、地方の方が発生率が低いのです。

ここで何かに気づきませんか？　たとえば、秋田県といえば有名な「秋田杉」でも分かるように、スギ人工林の多い県です。ところが、スギ花粉症の発生率は下から七番目とひじょうに低いのです。逆に、スギ人工林の少ない東京都や埼玉県が発生率が高いのです。もしスギ花粉が花粉症の原因なら、おかしな話ではありませんか？

そこで、スギ花粉発生率とスギ人工林比率を比較すると、さらに意外な事実が判明しました。発生率のもっとも低い宮崎県は、実はスギ人工林比率が約三八％と全国でもっとも高い県なのです。スギ人工林比率とは、都道府県の面積に対するスギ人工林の割合です。また秋田県は、スギ人工林比率が約三二％と三番目に高いのですが、前記のように発生率は下から七番目です。

逆にもっとも発生率の高かった山梨県は、スギ人工林比率が約七％と全国で四番目に低いのです。上位の埼玉県、栃木県、静岡県もそれぞれ約一〇％、約一二％、約一五％とやはりスギ人工林の割合は低いのです。

山梨に花粉症が多い理由

つまり、スギが多い県のほうがスギ花粉症の発生率が低く、逆にスギが少ない県が発生率が高いのです。もしスギ花粉が花粉症の原因なら、当然スギの多い宮崎県や秋田県で発生率が高くなるはずです。スギ人工林が多ければスギ花粉の飛散量も多くなり、鼻や目の粘膜にスギ花粉が付着する機会も多くなるからです。

しかし、現実はまったく逆なのです。これは、スギ花粉が花粉症の本当の原因ではないことを端的に物語っています。ちなみに、前出の著書の執筆者は、山梨県や高知県、東海地方や関東地方でスギ花粉症発生率が高い理由について、それら県や地域ではヒノキ人工林が多いこと、それからスギやヒノキの花粉がほかの県からそれらの地域に飛んできて、住民に影響をおよぼしていることをあげています。

しかし、私の見解は違います。やはり排気ガスが関係しているのです。つまり、前の日光市の疫学調査の結果と同様に、排気ガスが住民に影響をおよぼして花粉症の発生率を高めていると考えられるのです。

スギ花粉症の発生率の最も高い山梨県の場合、東京から幹線道路である中央自動車道と甲州街道が大月市を通って、甲府市に通じています。甲府市は甲府盆地のほぼ中央にあって、県庁がある中心都市で、その周辺にたくさんの市や町があり、同県の人口は甲府盆地に集中しています。甲府盆地は、西に南アルプス、北は秩父連山、南は富士山、東には関東山地と、周辺をグルッと高い山に囲まれているのです。そして、そこに人口が密集し、さらにその盆地の中央を東から西に中央自動車道と甲州街道が貫き、その周りにたくさんの道路があります。

したがって、中央自動車道、甲州街道とその周辺道路を走る自動車から吐き出された排気ガスは、周囲の山に遮られて拡散することができず、甲府盆地をすっぽり覆うような状態になります。その汚染された空気を甲府市やその周辺の市町の人々が日々吸うことになります。そのため、体内に取り込まれる有害化学物質の量も多くなります。その結果、それらがアジュバントやハプテンとして作用し、スギ林が少ないにもかかわらず、花粉症の発生率が高いということになると考えられます。結局、日光市と同じ状況になっているのです。

高知県が二番目に多い理由

「でも、どうして高知県が二番目に多いの？」という疑問を持つ人もいるかもしれませんね。高知県のスギ花粉症発生率は四一・二％と山梨県に次いで二番目です。スギ人工林比率は、約二二％と真中くらいです。県庁所在地の高知市は盆地にあるわけではありません。それなのに、なぜ、そんなに発生率が高いのか不思議に思う人もいるでしょう。

しかし、これも排気ガスとの関連が考えられます。前著には、「高知県民のほぼ二人に一人は高地市民である」という章があって、県の人口約七七万人のうち約三四万人（全人口の約四四％）が高知市内に住んでいると書かれています。高知市の面積は県全体の約四・三％ですから、その狭いところに県人口のおよそ二人に一人が住んでいるのです。極端な一極集中なのです。

以前、高知市を訪れたことがありますが、市電は通っているものの、交通量が多く、ほかの地方都市と同様に自動車中心の街という印象を受けました。その狭い所に県民がギュッとつまったような状態になっているのですから、やはり多くの人が排気ガスをたくさん吸い込むことになるでしょう。その結果、花粉症の発生率も高くなると考えられます。

また本章の冒頭で、花粉症の発生率が東海地方でもっとも高くなっているということを書きましたが、これも排気ガスとの関連が考えられます。東海地方を構成する静岡県と愛知県は、山が海近くまで迫ってきています。したがって、人間の住める地域が海沿いの狭い地域に限られるのです。いわゆる東海道となっているところです。

そして、その人がたくさん住んでいる地域には、国道一号線や東名高速などの幹線道路が通っており、その周辺には県道や市道が細かく走っています。したがって、住民が排気ガスをすう機会が多くなると考えられます。その結果、それらに含まれる有害化学物質が、体内でアジュバントやハプテンとして作用して、免疫が反応してしまう人が多く、花粉症になる人の割合も高いと考えられるのです。

花粉症の発生には個人差が関与

「でも、どうして同じ所に住んでいるのに花粉症になる人とならない人がいるの?」という疑問を持つ人もいるかもしれませんね。確かに甲府盆地に住んでいる人でも、花粉症になる人となららない人がいるでしょう。もしすべての人が花粉症になったら、発生率は一〇〇％となるはずですが、そうはなっていません。

私は千葉県北部の小さな街の住宅街の外れに住んでいて、幸い私は花粉症ではありませんが、周囲では花粉症で苦しんでいる人がけっこういます。「どうしてこうした差が生じるのだろう？」と、私も不思議でなりません。

やはりその差は、個人的な体質の差であるとしか説明のしようがないように思います。おそらく同じ家に暮らす兄弟でも、花粉症になる人とならない人がいると思います。遺伝的に似ていて、ほぼ同じようなものを食べていて、同じ空気を吸っているのに、発生する人としない人がいるのです。これは、もう個人の体質の差としかいいようがありません。

つまり、同じように排気ガスを吸い込み、さらに同じ量の花粉を吸い込んだとしても、それらが免疫を活性化させ、ＩｇＥ抗体を作らせ、そして鼻や目に症状が現われる人と、免疫が活性化されずに現われない人とがいるのです。それは、排気ガスや花粉に対する免疫の反応の差としかいいようがありません。

いわば花粉症は、免疫の過剰反応、誤作動によって起こると考えられますので、花粉症が発生しない人のほうが正常に免疫が機能しているという見方はできます。しかし、別の見方もできます。つまり、花粉症によって、鼻がつまり、鼻水やクシャミが出る、あるいは涙が出るということは、それらによって花粉を体の外に追い出すだけでなく、ディーゼル微粒子などの有害化学物質も同様に追い出していると考えられます。このように考えると、花粉症の症状は辛いものですが、かえってそれによって体は守られていることになります。

いずれにせよ、排気ガスという有害化学物質の存在が問題なのです。それがなければ、おそらく花粉症が発生することはひじょうに少なくなるでしょう。

清潔がアレルギーを増やす？

ところで、花粉症が増えた理由として、生活環境の変化をあげる専門家がいます。どういうことかというと、昔は細菌やウイルスなどに接しながら子供は成長したが、今はひじょうに清潔な住環境になって、それらと接する機会が減って、それが花粉症などのアレルギーを増やしているというのです。

確かに昔は子供は土の上で泥んこになって遊んでいて、トイレも汲み取りであったりと、家の中はそれほど清潔ではありませんでした。私の家も子どもの頃は汲み取りでした。当然、細菌やウイルスなどの微生物と接する機会は多かったと考えられます。

ところが、高度経済成長期以降、建物はコンクリート化され、トイレは水洗となり、道路もアスファルトやコンクリートで舗装されたため、細菌やウイルスなどと接する機会は減ったと考えられます。このことが、免疫の状態を変化させて、花粉やダニなどに過敏に反応するような体質を作っているというのです。

少しややこしくなりますが、専門家の間ではこの説が有力となっているので、どういうことなのかを詳しく説明することにしましょう。

免疫の司令官役であるＴ細胞にはいくつか種類があって、大きく分けると、ヘルパーＴ細胞とサプレッサーＴ細胞とがあります。ヘルパーＴ細胞は、体内に侵入してきた異物を認識して、Ｂ細胞に司令を出して、各種の抗体を作らせるものです。逆にサプレッサーＴ細胞は、異物が除去されたことを認識して、Ｂ細胞に抗体をつくるのを止めるように指示するものです。常にヘルパーＴ細胞とサプレッサーＴ細胞とが機能して、抗体の働きを調節しているのです。

Ｔ細胞のアンバランスがアレルギー増加の原因？

さらに、最近になってヘルパーＴ細胞には、一型ヘルパーＴ細胞と二型ヘルパーＴ細胞があって、これらのバランスが崩れてしまうことが、アレルギー増加の原因なのではないかといわれています。それは、次のような理由によるものなのです。

一型も二型も、Ｂ細胞に抗体を作るように司令を出す役割を担っているのですが、作らせる抗体が違うのです。一型ヘルパーＴ細胞は、Ｂ細胞にＩｇＧ抗体を作るように司令をだします。前にも書きましたが、ＩｇＧ抗体は、細菌やウイルスが侵入してきた時に、それを撃退するように機能するものです。つまり、感染症を予防するために働くのです。

一方、二型ヘルパーT細胞は、B細胞に司令を発してIgE抗体を作らせます。つまり、異物を認識して、それを排除しようとするわけです。

本来これらの二つのヘルパーT細胞はバランスを保っていて、外敵の侵入から体を守っているのです。ところが、そのバランスが崩れて、二型ヘルパーT細胞が増えて、IgE抗体が過剰に作られるようになったために、アレルギーが増えたのではないかというのです。

では、なぜ二型ヘルパーT細胞が増えてしまったかということが重要になってくるのですが、それが生活環境の変化だというのです。

つまり、昔は常に細菌やウイルスに囲まれていて、それらの侵入を体は防がなければならなかったため、一型ヘルパーT細胞が増えて、IgG抗体もたくさん作られていたというのです。

ところが、現代になって、道路はアスファルトやコンクリートで舗装され、住居も鉄筋コンクリートが増え、トイレは水洗となり、ひじょうに清潔な生活環境となりました。そのため、人間は細菌やウイルスと接する機会が少なくなりました。その結果、一型ヘルパーT細胞の必要性が減って、相対的に二型ヘルパーT細胞が増えてしまい、IgE抗体がたくさん作られるようになったというのです。

その結果、反応する必要のない花粉やダニにまで反応してしまい、IgE抗体が作られて、花粉症や喘息などが増えてしまったというのです。

アレルギーが増えた本当の理由

果たして、この見方は正しいのでしょうか？　生活環境が衛生的になって、細菌やウイルスが減り、そのため一型ヘルパーT細胞が減ったことは理解できます。細菌やウイルスの侵入を防ぐ必要性が低下したのですから、そうなるのは当然でしょう。しかし、その影響でどうして二型ヘルパーT細胞が増えなければならないのでしょうか？

二型ヘルパーT細胞は、体にとって悪影響をおよぼす異物を排除するために働くものです。一型ヘルパーT細胞が減ったからといって、そうした異物が増えさえしなければ、二型ヘルパーT細胞が増える必要性はないわけです。

一般にアレルゲンとなるのはたんぱく質と言われていますが、薬剤アレルギーや蕁麻疹、喘息などでも分かるように、たんぱく質よりも分子量の小さい化学物質でもアレルゲンとなります。そうした化学物質、とくに有害性のある化学物質を免疫システムが異物と認識して、それを体から排除しようとしたら、どうなるでしょうか？

当然ながら、二型ヘルパーT細胞は増えることになるでしょう。さらに結果的に、IgE抗体も増えることになるでしょう。そうなれば、アレルギーを起こしやすくなることは間違いないでしょう。

さらに、化学物質がアジュバントとして作用して、免疫が過剰に働いてしまった結果、IgE抗体も増えてしまっていることも考えられます。

結局、細菌やウイルスに接する機会が減ったということよりも、有害化学物質にさらされることが多くなったことが、アレルギーが増えた本当の理由なのではないでしょうか。

排ガスはダニアレルギーも増やす?

ディーゼル微粒子などの有害化学物質がアジュバントとして作用し、花粉症を引き起こしているのなら、同様にほかのアレルギーも起こしている可能性があります。第2章でお医者さんの間では喘息の原因はほとんどがダニと考えられていることを書きましたが、化学物質がアジュバントとして作用して、ダニによる喘息を増やしていることはないのでしょうか?

前に鼻アレルギーの疫学調査結果を紹介しましたが、この調査を行なった兼子順男医師らは、「大気汚染地域」「非大気汚染地域(二地域)」「中間地域」の四地域のハウスダストに対する陽性率も調べています。

その結果は、大気汚染地区が一九%と最も高く、中間地域が一五%、非大気汚染地域が九%と八%でした。つまり、大気汚染地域は、ハウスダストに対する陽性率、すなわちIgE抗体を持つ人の割合が最も高かったのです。

ハウスダストはほとんどがダニです。したがって、ハウスダストの陽性率とは、ダニに対する陽性率とほぼ同じです。大気汚染地域でこれほどダニに対する陽性率が高かったのは、花粉と同様に排気ガス中の有害化学物質がアジュバントとして作用し、ダニＩｇＥ抗体を作りやすくしているのではないでしょうか？

前にも書いたようにダニによる喘息が増えた一因として、住宅の密閉化が進んでダニが生息しやすくなり、その数が増えて死骸や糞にさらされる機会が増えたことがあげられています。そのため、ダニＩｇＥ抗体を持つ人も増えたというわけです。

もちろんそうしたことも起こっているのでしょう。ダニは高温・多湿を好みますから、密閉化が進んで、さらに冬でも部屋が暖房によって暖かい状態が続けば、ダニの数は当然増えることになるからです。

卵アレルギーを悪化させる排気ガス

しかし、それだけでダニで喘息を起こす人が増えたかというと、はなはだ疑問です。ダニの糞も死骸も、花粉と同様に害はないからです。やはりそこに有害な化学物質が関わっているのではないでしょうか？

実はこの考え方を後押しする動物実験があるのです。それは国立環境研究所の藤巻秀和主任研究員らのグループが行なったものです。

喘息は食べものでも起こることが知られています。それは子供に多く、アレルゲンとしては卵、牛乳、ソバ、ナッツ類などがあげられています。

藤巻研究員らは、マウスに卵のたんぱく質（卵白アルブミン）を単独で投与した場合のIgE抗体の発生量を調べ、さらに卵白アルブミンとディーゼル微粒子を一緒に投与した場合を同様に調べました。そしてそれらを比較したところ、ディーゼル微粒子を一緒に投与したほうが、IgE抗体の量が増えることがわかったのです。つまり、ディーゼル微粒子がアジュバントとして作用したと考えられるのです。

また、ディーゼル微粒子と卵白アルブミンをマウスの気管に投与する実験も行ないました。その結果、肺の気道の周辺で白血球が増加して、粘液を作る細胞が増えるなど喘息の症状が見られ、その症状は、卵白アルブミンだけを投与した時より、ひどかったといいます。つまり、ディーゼル微粒子は、卵が原因の喘息を悪化させるということです。

これはたまたま卵を使って行なった実験ですが、同様にダニを使えば、おそらく同じような結果になるでしょう。なぜなら、アレルゲンに対する免疫のメカニズムは基本的に同じであり、卵でもダニでも同様な反応が起こると考えられるからです。

花粉症や喘息を減らすには

こうして見てくると、今の花粉症の根本原因として、排気ガス中の有害化学物質があることが分かります。有害化学物質は、日々すべての人の鼻や口から入ってきて、肺から血液中に入っていきます。また、一部は気管や気管支、肺に付着します。とくに、トラックやバスが多い幹線道路の近辺に住んでいる人は、そういう傾向が強いことになります。

その結果として、喘息を起こす人が増えてしまうことになります。また、鼻アレルギーも増えることになります。そして、花粉症になる人も増えて、毎年春になると、花粉対策に追われる人がとても多いという今の状況を作り出していると考えられます。

したがって、これらのアレルギーを減らしていくためには、花粉やダニを減らすのではなく、排気ガスを減らすことが最も重要なのです。減らすというよりも、出さなくすることです。

幸いそれは電気自動車の登場によって可能となりました。今後は速やかに電気自動車を、さらにはソーラーカーを普及させることが、喘息や鼻アレルギー、そして花粉症を減らすことにつながるでしょう。

第4章

アトピー性皮膚炎を治したいなら、洗剤使用をやめなさい

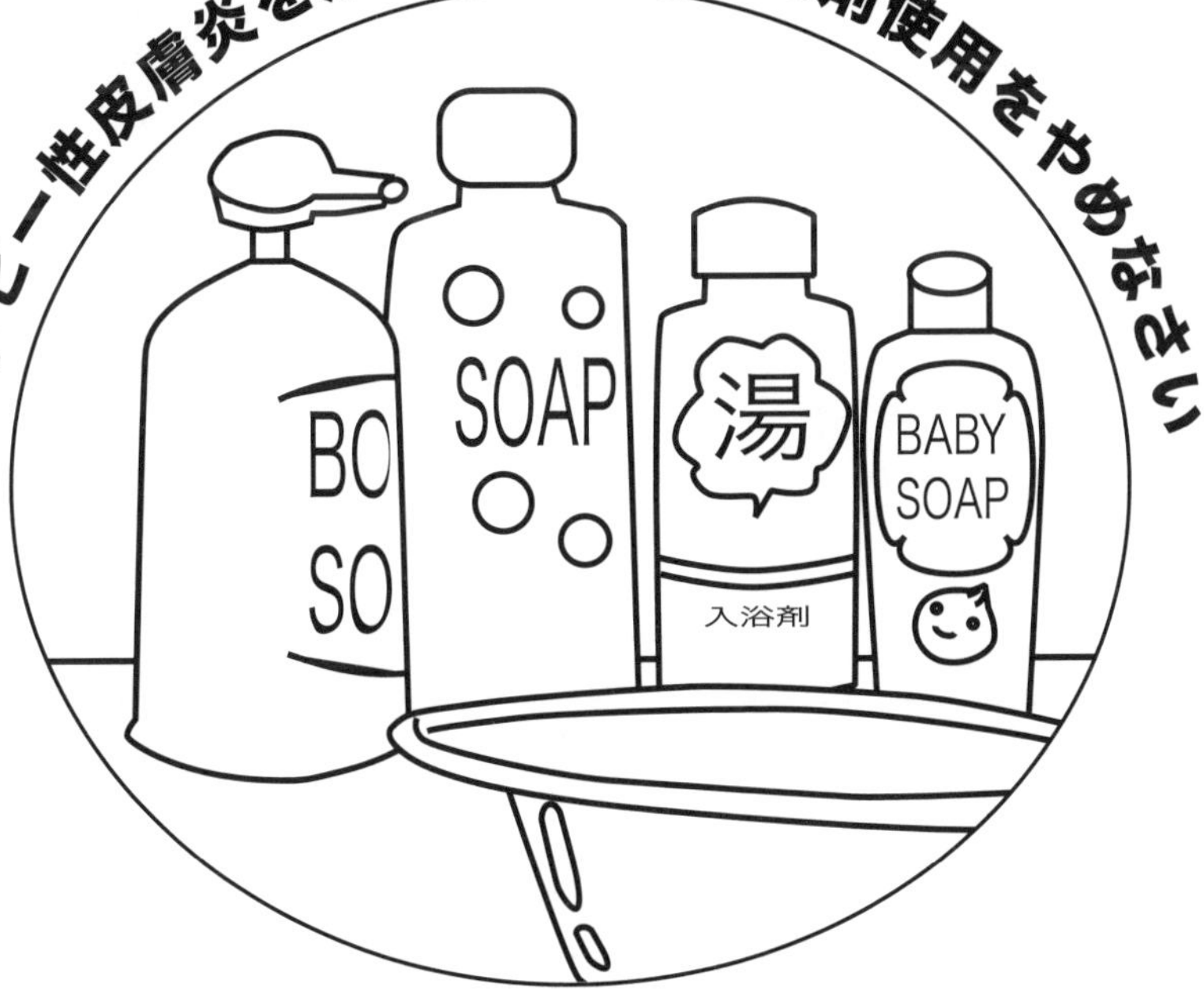

五人に一人がアトピー性皮膚炎

アトピー性皮膚炎の「アトピー」とは、ギリシャ語の「ａｔｏｐｏｓ」がもとになっていて、「奇妙な」とか「珍しい」という意味です。この言葉が使われるようになったのは一九二〇年代ですが、当時、湿疹や花粉症の症状を示す人は珍しく、「奇妙な病気」と映ったため、こんな言葉が使われたようです。

しかし、今ではアトピー性皮膚炎の乳幼児や児童は珍しくなくなりました。東京都が一九九九年九月に都内の三歳児を対象に行なった調査では、四二％の子供が何らかのアレルギー症状を持っており、一八・〇％がアトピー性皮膚炎でした。つまり、約五人に一がアトピー性皮膚炎ということです。

ちなみに、蕁麻疹が一五・〇％、喘息・喘鳴《ぜんめい》（呼吸がゼイゼイすること）が九・五％、食物アレルギーが九・四％でした。なおこの調査は、都衛生局が幼児の親七九八八人にアンケートを行ない、四四一五人から回答を得たというものです。

アトピー性皮膚炎は、蕁麻疹や喘息、花粉症などと違って、症状がとらえにくいアレルギーです。乳児では、皮膚炎が顔、頭、耳などに現われることが多く、皮膚が膨れる丘疹《きゅうしん》ができてカサカサしてきます。また水泡ができることもあります。

時々公園などで、顔が真赤になって腫れぼったい状態の赤ちゃんを抱っこしているお母さんを見かけることがあります。おそらくアトピー性皮膚炎と思われます。生まれてまもなく、そのような状態になってしまうのが不思議でなりませんし、とても可哀想に思われます。

さらに幼児期では、顔のほかに首や手足などに広がり、とくに腕や膝の裏側に症状が現われやすくなります。皮膚が赤くなったり、ぶ厚くなったり、かさぶたができたり、亀裂が生じたりします。かさぶたがは剥がれ落ちてくることもあります。いずれの場合もひじょうに強いかゆみをともないます。

ＩｇＥ抗体や遅延型で起こる

一般にアトピー性皮膚炎の原因は、食物やダニだといわれています。そのほか、動物の毛やフケ、絹、羊毛、ゴム製品などもアレルゲンになるといわれています。

その発生メカニズムは、まだよく分かっておらず、医師によって多少見解は違っています。前出の正木拓朗医師は、「アトピー性皮膚炎はⅠ型以外の遅延型でも起こりますから、抗体検査や皮膚テストで陽性になったアレルゲンが、必ずしもその人の皮膚炎の原因とは限りませんし、逆に陰性であっても無関係とはいいきれません」（前著）と述べています。

ここで「Ⅰ型」とは、ＩｇＥ抗体が関与するアレルギーのことです。つまり、アトピー性皮膚炎は、蕁麻疹や喘息などのように、IgE抗体がひき起こす即時型のアレルギー反応ということです。

また、第2章で説明した遅延型アレルギーの場合もあるということです。つまり、アレルゲンにT細胞が反応して、それから刺激性物質が出て、皮膚にさまざまな症状が現われるというものです。このアレルギーの典型は接触性皮膚炎ですが、これは薬剤のほか、合成洗剤や化粧品、金属、化学繊維、ウルシなどで起こります。今やほとんどの家庭では、合成洗剤の入ったボディソープが使われていますし、洗濯も合成洗剤が使われていますので、それらが皮膚を刺激して、接触性皮膚炎が発生することは十分考えられます。

また、化学繊維の衣類もひじょうに多いので、皮膚がデリケートな子供の場合、それが接触性皮膚炎を起こすこともあるでしょう。それらが、アトピー性皮膚炎と診断されているケースもあると考えられます。

生まれてまもなく湿疹が

ここで、私が以前に知ったアトピー性皮膚炎の児童の例をお話ししましょう。

東京都江東区に住んでいたU・S君（当時六歳、男性）は、生まれてまもなく体に湿疹（水がじくじく出るような発疹）ができ始め、ずっとそのかゆみに悩まされてきました。さらに、喘息にもなったといいます。生まれてまもなくそんな状態になったということは、お母さんのお腹の中にいた時から、何らかの原因でアトピー性皮膚炎になる要素が作られていた可能性があります。

胎児は、へその緒（さい帯）によって母親から栄養と酸素が供給され、生命を維持するとともに成長を続けますが、有害な化学物質も一緒に供給されてしまうことがあります。そうしたものが胎児の体に入り込んで、その結果として、生まれてすぐに湿疹などができるのではないか、ということが想像されます。一般に第一子は、アレルギーになりやすいといわれていますが、長年母親の体内にたまった化学物質が、第一子に供給されてしまうからではないかと考えられます。

U・S君の湿疹は、一〜二歳になると、膝やももの裏側にできるようになり、夜中にかゆくて眠ることができず、一時間くらいひっかいていたといいます。さらに湿疹は全身へと広がってしまい、できていないのは、手のひらと足の裏だけという状態になりました。手のひらも足の裏も、皮膚がひじょうに分厚い部分で、外からの刺激に影響を受けにくい部分です。それ以外の柔らかい皮膚の部分には、湿疹ができていたということです。医者からは、アトピー性皮膚炎と診断されました。

食事療法を開始

その後、U・S君は、アトピー性皮膚炎と喘息に加えて、中耳炎や夜尿などを起こして、性格もめそめそしたり、そうかと思うとヒステリックに怒ったりという状態になったといいます。そして、二歳七カ月になった時に、ある病院の診察で、「アレルギーの原因は食べ物」と指摘されました。

母親は、それまで食べ物が原因とは考えていなかったので、かなりショックを受けたといいます。

それから、母親は食事療法を開始しました。すなわち、原因となりそうな食べ物をどんどん排除していったのです。まず、白米を止めて、ひえときびにしました。野菜は、小松菜、中国野菜、白菜などアクの少ない青菜類にし、根菜はカブとダイコンを一日おきに出しました。すべてゆでたものにしました。

それから、果物は、リンゴ、ブドウ、プラムなどに限定し、できるだけ無農薬のものを食べさせるようにしました。また、たんぱく質は、動物性も植物性も止めて、アミノ酸に分解したミルクをあたえるようにしました。調味料は、塩だけを使うようにして、砂糖や香辛料は一切使わないようにしました。

かなりの徹底振りです。それにしても、日本人の主食である米を食べさせられないというのは、大変な苦労だと思います。米にもたんぱく質が含まれているので、それに反応する心配があるので止めたのでしょうが、長年日本人が食べ続けている米にどうして反応してしまうのか、不思議でなりません。

引っ越したら治った！

さらに、減感作療法も行なわれました。これは、症状が現われない程度に薄めたアレルゲンを注射し、それをくり返すことで、徐々に濃度を高めていくという治療法です。こうして、いわばアレルゲンに体を慣らすのです。最初は週に一回注射を行ない、ある程度の濃度までいったら、一カ月に一回にしていきます。これを二〜三年続けます。効果が大きいとされていますが、患者や親の負担は大きなものになります。

食事療法と減感作療法を続けていくうちに、U・S君の喘息はしだいに軽くなっていったといいます。そして、中耳炎や夜尿も治っていき、ヒステリーやめそめそすることもなくなっていきました。それでも、残念ながら、アトピー性皮膚炎だけは改善しませんでした。

アトピー性皮膚炎の症状がなくなってきたのは、江東区から千葉県市川市に引っ越してきてからだといいます。それまでどんなに治療しても消えなかったものうらの湿疹が、きれいになくなりました。その後も、食べ物によっては湿疹が出ることがありましたが、江東区にいる時に比べると、回数がずっと減って、症状も軽くなりました。

治療法は以前と変わりませんでした。ただし、引っ越してから空気がきれいになったことと、住居が鉄筋コンクリートから木造の一戸建てに変わっていました。母親は、「江東区にいた時は団地に住んでいましたので、ダニとかカビが発生しやすかったのではないかと思います。それに空気も悪かったし。市川に引っ越してからは、アレルギーをおこすことも減りましたが、風邪をひくことも少なくなりました」と語ってくれました。

大気汚染が関係か?

U・S君の事例をどう考えればよいのでしょうか? 生まれてまもなくアトピー性皮膚炎になったということですから、胎児の時にすでにアレルギーをおこしやすい状態になっていたと考えるのが妥当でしょう。そして、アレルギーをおこしやすそうな食べ物を除いて、減感作療法を行なった結果、しだいにU・S君の体は、アレルゲンに反応しないようになっていったと考えられます。

しかし、それにしても、なぜ、江東区から市川市に引っ越してから、アトピー性皮膚炎の症状がなくなってきたのでしょうか? その要因は、いろいろ考えられます。一般にアトピー性皮膚炎は、成長とともに改善されていくといわれているので、U・S君も同じように改善されたという見方ができます。

ただし、違う見方もできます。それは、生活環境が変化したことが大きな要因という考え方です。つまり、まず空気がきれいになったこと。喘息や花粉症でわかったように、自動車の排気ガスはアレルギーの直接の原因になることがありますし、また、アジュバントとして作用して、免疫が過剰に反応するようにしてしまいます。アトピー性皮膚炎の場合も、排気ガスによって、食べ物やダニなどに過剰に反応して、湿疹やかゆみなどを起こしていたとも考えられます。

実は医師の中にも同じように考えている人がいるのです。横浜市内にある「ちかかね皮膚科」のホームページには次のような興味深い内容が掲示されています。

「ＤＥＰ（内燃機関排気粒子）が、花粉症の増加にアジュバント（アレルギーを引き起こし悪化させるもの）として関与していることが話題になっていますが、ＤＥＰがアトピー性皮膚炎・喘息・蕁麻疹の増加に関与している可能性もあります。ディーゼル車の排気ガスによる大気汚染がアトピー性皮膚炎・喘息・蕁麻疹を増加させているかもしれません。

人間は雑種で，遺伝子的には個体差が著しくありアジュバント効果のあるＤＥＰが飛散してもアレルギーを引き起こさない人も、反対に簡単にアレルギーを引き起こす人もいるので判定が難しく、さらに環境にはＤＥＰ以外にもアジュバント（カビ・建材など）として働いているものが沢山あるので判定が難しいのですが、多くの研究でＤＥＰの飛散はかなりアレルギー疾患の増加に関係しているとされています」

つまり、ディーゼル微粒子がアジュバントとして作用し、アトピー性皮膚炎を引き起こしている可能性があるということです。

Ｕ・Ｓ君の場合、市川市に引っ越したことで、以前よりも空気がきれいになって有害化学物質が減ったために、それによるアジュバント作用が低下して、徐々に免疫が正常に働くようになり、ダニや食べ物に過剰に反応しなくなったことが考えられます。

また、住まいが鉄筋コンクリートから、木造住宅に変わったことも大きな要因かもしれません。鉄筋住宅は密閉性が高いために湿気がこもりやすく、ダニが繁殖しやすくなります。そのため、排気ガスによって誤作動を起こしやすくなった免疫が、ダニに過剰に反応してしまい、症状をおこしていたとも考えられます。

しかし、引っ越したことでそれらの要因がなくなった、あるいは軽減されたために、U・S君の体はダニに反応しなくなって、湿疹などがなくなったとも考えられるのです。もちろん、推測の域をでてはいませんが、こう考えないと引っ越してからアトピー性皮膚炎が改善された理由が説明できないのです。

本当は化学物質が原因?

アトピー性皮膚炎の場合、大気汚染が問題にされることはほとんどありません。たいていダニやハウスダスト、あるいは食べ物などが原因とされ、症状を軽くするためにそれらを排除しようとする試みが行なわれます。布団やソファ、カーペットなどに掃除機をかけてダニの死骸や糞を吸い取ってきれいにする、あるいはダニが入り込めないような布を使った布団を使用するなどです。

また、原因となりそうな食べ物、すなわち小麦や大豆、卵、肉類などを食事から排除するという方法がとられます。こうしたことが行なわれるのは、アトピー性皮膚炎の子供に対して、アレルギー反応のテストをして、ダニや特定の食べ物に陽性を示すケースが多いからでしょう。

しかし、それらの原因は、花粉症と同様に表面的な原因と考えられないでしょうか？IgE抗体が働いてアレルギー反応を起こすメカニズムは、花粉症でも、喘息でも、あるいはアトピー性皮膚炎でも同じです。もちろんアトピー性皮膚炎の場合、まだ発生メカニズムはよく分かっていない面があるので、IgE抗体が関係しないで発生するケースもあると考えられますが、皮膚の発疹や湿疹、かゆみなど、蕁麻疹に似た症状はIgE抗体が関係していると考えられます。

となると、排気ガス中に含まれる有害化学物質によって免疫が過剰反応するような状態になっていて、本来なら反応しなくてもいいダニや食べ物などに過剰に反応して、アトピー性皮膚炎を起こすという結果になっていることも十分考えられるのです。

接触性皮膚炎と合成洗剤

アトピー性皮膚炎でもう一つ注目すべきは、「合成洗剤が原因になっていないか？」という点です。つまり、合成洗剤によって起こっている接触性皮膚炎が、アトピー性皮膚炎と診断されているのではないか、ということです。

接触性皮膚炎の症状は、アレルゲンと接触した箇所の皮膚が赤くかゆくなって、腫れてくるというもので、水をもってジクジクすることもあり、水ぶくれになることもあります。かきすぎると、皮膚がびらん状になることもあります。つまり、アトピー性皮膚炎の症状と似ているのです。

そして、その最大の原因として、合成洗剤が考えられるのです。アレルギー専門医の間でも、接触性皮膚炎の原因の一つとして、合成洗剤があげられています。前出の正木医師は、その発生メカニズムについて、「アレルゲンが皮膚を通る過程で、表皮細胞のたんぱく質と結合して抗原となり、これをTリンパ球（T細胞）がみつけて免疫抗体となります。ここに再びアレルゲンが接触すると、アレルギー反応となって炎症が起こるのです」（前著）と述べています。

つまり、合成洗剤がハプテンとなってたんぱく質と結合し、それにT細胞が反応することで皮膚炎が起こると考えられるのです。なお、「抗原」とは、免疫がそれを認識して抗体を作るもののことで、アレルゲンとほぼ同じです。

ボディソープに含まれる合成界面活性剤

今や石けんで体を洗う人は少なくなり、ほとんどの人がボディソープを使っています。ホテルなどでも設置されているのは、たいていボディソープです。名前は「ソープ」ですが、実際は合成洗剤です。すなわち、成分は合成界面活性剤なのです。

界面活性剤は、衣類などに付着した脂の部分に突き刺さって、それを剥ぎ取るような化学構造をしています。図４は、界面活性剤の化学構造の模式図です。界面活性剤は、基本的にはすべてこのような化学構造を持っています。

マッチ棒の形に似ていますが、頭の部分は親水基といって水と結合しやすい部分です。棒のほうは親油基といって脂と結合しやすい部分です。たとえば、洗濯層に汚れたシャツを入れて、そこに界面活性剤を入れて洗ったとすると、シャツに付着した脂分に親油基がそれを取り囲むように結合します。攪拌によって水が動いていますから、親水基がその流れに引き寄せられることになり、脂分をシャツから引き剥がすのです。こうして落ちにくい脂汚れを落とすのです。

図４　界面活性剤の基本構造

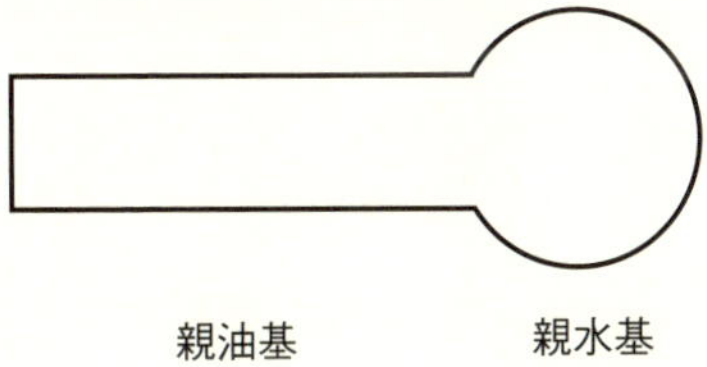

なお、石けん（脂肪酸ナトリウム）も界面活性剤の一種です。ただし、植物油などから作られ、自然の成分に近いため肌に優しく、環境への影響も少ないのです。一方、合成洗剤は、石油製品などから作られる合成界面活性剤が成分です。合成界面活性剤は一般に刺激性が強く、環境に対する影響も大きいのです。

実はボディソープには、台所用洗剤に含まれる合成界面活性剤と同じものが入っているのです。たとえば、最もポピュラーな「ビオレU」（花王）の場合、合成界面活性剤のラウレス硫酸Ｎａ、ラウレス‐４が含まれています。これらはあまり聞きなれない名前ですが、実は台所用洗剤に使われている成分と同じものなのです。

ラウレス硫酸Ｎａは、アルキルエーテル硫酸エステルナトリウム、ラウレス‐４は、ポリオキシエチレンアルキルエーテルのことです。いずれも、台所洗剤「ジョイ」（Ｐ＆Ｇ）の成分です。ボディソープは化粧品の部類に入るため、ラウレス硫酸Ｎａなどの業界用語が使われているのです。

ボディソープが皮膚を刺激

台所用洗剤を素手で使うと、皮膚がヒリヒリしますが、これらの合成界面活性剤が皮膚を刺激するからです。それと同じ成分がボディソープにも入っているのですから、それを体に塗りたくれば、当然皮膚が刺激されて、敏感な人はヒリヒリしたり、熱くなったりします。

さらに、「ビオレU」には、刺激性のある保存料の安息香酸Ｎａがふくまれています。したがって、皮膚の組織がもろい人は、これらの化学物質によって表皮が壊されてしまい、炎症を起こすこともあるでしょう。それが、アトピー性皮膚炎と診断されることもあると考えられます。

これは、ほかのボディソープ、たとえば「ナイーブ　ボディソープ」（クラシエホームプロダクツ）や「ダヴ　ボディウォッシュ」（ユニリーバ・ジャパン）、「ヤシノミのボディソープＤＣ」（サラヤ）、「バウンシア　ボディソープ」（牛乳石鹸）などにも当てはまることなのです。なぜなら、「ビオレＵ」と同様にラウレス硫酸Ｎａが配合されているからです。

ボディソープを使う場合、ふつうスポンジやタオルなどにそのまま付けて体を洗います。つまり、原液が体中の皮膚に塗られることになるのです。したがって、合成界面活性剤によって皮膚が相当刺激されると考えられます。

ボディソープが接触性皮膚炎を起こす？

私は通常、無添加の石けんを使って体を洗っていますが、仕事や旅行などでホテルに泊まった時には、しかたなく備え付けられたボディソープを使うことがあります。その際いつも感じるのは、まず洗ったあとのヌメリ感がなかなか取れないことです。手のひらで触ると、何らかの成分が肌にうっすらと広がっているようで、シャワーで洗っても、浴槽の中で擦っても、そのヌメリ感はなかなかとれません。

さらに、お風呂から上がったあとに、皮膚が熱くなるように感じることがあります。その感覚はけっこう長く続きます。おそらく、合成界面活性剤や保存料などが肌に残って、皮膚を刺激しているものと考えられます。ちなみに、無添加石けんを使った場合は、ヌメリ感を感じることはありませんし、皮膚が熱くなるということもまったくありません。

ふだんボディソープで体を洗っている人は、私のようにヌメリ感や熱感を意識することなく使っているのだと思いますが（感じたら、おそらく使うのを止めるでしょう）、それは意識していないだけで、おそらく合成界面活性剤や保存料などによる皮膚への影響は多かれ少なかれ受けているはずなのです。

こうしたボディソープをまだ皮膚が完全でない赤ちゃんや幼児に使い続けたらどうなるでしょうか？　おそらく合成界面活性剤や保存料、酸化防止剤などの化学物質が、皮膚を通過して行く可能性が高いでしょう。すると、それが体内のたんぱく質と結合してアレルゲンとなり、遅延型アレルギーである接触性皮膚炎を起こすことは十分考えられます。

そして、それがアトピー性皮膚炎と診断されているケースもあると思います。したがって、こうした皮膚炎をなくすためには、まずボディソープの使用を止めることが最も大切なのです。実は同様に考えている医師もいるのです。

「アトピーは合成洗剤が原因だった」

「合成洗剤がアトピー性皮膚炎の最大の原因」――こう訴え続けているアレルギー専門医がいます。愛知県安城市にある「いそべクリニック」の磯部善成院長です。

磯辺院長は長年免疫の研究をされてきた方で、現在はアトピー性皮膚炎などで苦しんでいる人の治療を行なっています。このクリニックには、全国からアトピー性皮膚炎で苦しんでいる人たちが診察に訪れています。

本も何冊も出されていて、その中に『アトピーは合成洗剤が原因だった！』（メタモル出版）があります。このタイトルでも分かるように、磯部院長は、合成洗剤がアトピー性皮膚炎の最大の原因であると考えているのです。

それは、長年の局所免疫機構の研究から得られた見解のようです。もちろん多くの患者さんを診察してきた経験からも、合成洗剤が本当の原因であることを確信されているようです。

二〇一〇年八月に千葉県の東金市で、磯部院長の講演会があり、私も参加しました。患者さんたちも何人か参加されて、ご自分の体験を話されました。それは想像を絶するくらいの苦痛をともなったものでした。前著には、それらの患者さんの体験談も紹介されています。

そこに紹介されているのは全部で八人ですが、ほとんどが「いそベクリニック」に来院する以前に、病院の医師からステロイド剤を処方されて使っていました。ステロイド剤は、副腎皮質ホルモンに似せて化学合成された薬剤ですが、炎症を抑える効果があるため、湿疹やかぶれを起こしている皮膚に塗ると、たいてい一時的に症状は治まります。

ところが、使い続けているうちにだんだん効かなくなっていき、塗る量が増えていきます。そのため、さらに強い作用のステロイド剤を処方され、結局は薬漬けになるケースが少なくないようです。

そして、「このままステロイドを使いつづけたら、どうなるんだろう？」と心配になって、使用を止めると、リバウンドといってひじょうに激しい症状が現われてしまうことになります。

「合成洗剤と石けんを止めなさい！」

磯部院長は、ステロイド剤を使いません。基本は、合成洗剤を使わないようにすることです。さらに石けんの使用も止めるように指導しています。前著の中で、「アトピー性皮膚炎は決して不治の病などではありません。免疫系の異変が引き起こす難治性の病気であることは確かですが、合成洗剤や石けんさえ使わなければ、症状は必ず改善され、やがては確実に治癒の方向に向かっていきます」と述べています。

合成洗剤は、石油製品などを原料に化学合成されたものです。肌に対する刺激が強く、環境中でも分解されにくいため、河川や湖沼の汚染を引き起こします。

一方、石けんは植物油や動物油を原料に作られます。その本体は脂肪酸ナトリウムで、自然界にある成分に近く、肌への刺激が少なく、自然界でも早く分解されるので、環境汚染を起こしにくいのです。

しかし、磯辺院長はその石けんさえも「使ってはいけない」といっているのです。「アトピー性皮膚炎にかかっていない方が普通の石けんを使う分には、許されるでしょう。しかしアトピー性皮膚炎にかかっている方、特に重症レベルの場合は、ごく普通の石けんさえも原則的に禁止と受け止めておいてください」（前著）。

石けんの成分である脂肪酸ナトリウムも、界面活性剤であることには変わりはありません。ただし、合成洗剤と違って肌への刺激が少ないのです。それでも目に入ると痛いですから、粘膜を刺激することはあるのでしょう。したがって、肌がデリケートな状態になっているアトピー性皮膚炎の人の場合は、その石けんさえも使用を止めるように指導しているのです。

「では、何で体を洗えばいいの？」という人もいると思いますが、磯辺院長はお湯や水で洗うことを勧めています。

皮膚バリアーとアトピーの関係

磯辺院長は、合成洗剤が皮膚バリアーを壊してアトピー性皮膚炎を起こすと主張していますが、皮膚バリアー機能の低下とアトピー性皮膚炎が関係していると考えているアレルギー専門医は少なくないようです。

前出の国立成育医療センター研究所の斉藤博久部長はその著書で、「アトピー性皮膚炎の皮膚は、本来備わっているべきバリアーとしての機能が低下しているのです」（『アレルギーはなぜ起こるか』講談社刊）と述べています。

いうまでもなく皮膚は、人体が外界と接する境界線ともいうべきものです。そのため、皮膚には外界からの異物の侵入を防ぐ機能が備わっています。もし、その機能が失われれば、化学物質や細菌、ウイルスなどが侵入してきます。その結果、皮膚に炎症が発生することになります。

皮膚は厚さが数ミリのじょうぶな被膜で、表皮と真皮から成ります。表皮は角化した扁平な細胞が何層にも重なった状態になっています。角化とは、ケラチンというたんぱく質が細胞内に蓄積して、うろこのように硬くなって死んでいく状態のことです。表皮の最下層部では細胞分裂が起こっていて、新しい細胞が常に作られています。その細胞が少しずつ皮膚表面の方に移動しながら角化していき、表皮を作っているのです。やがてその細胞は脱落しますが、これがいわゆる垢です。

表皮の下の真皮は、たんぱく質の一種のコラーゲンを主成分とした繊維性結合組織です。真皮の中には、毛細血管や知覚を感じる神経、汗腺、毛根などがあります。真皮の下には、脂肪細胞をたくさん含んだ皮下組織があり、内部の筋肉層との間のクッションの役目をしており、また、断熱材としても機能しています。

皮膚バリアーを壊す合成洗剤

ところが、ふだん私たちはなかなか気づきませんが、皮膚は常にいろいろなものの侵入を受ける危険性にさらされています。

まず、化学物質です。家庭内の空気中には、自動車の排気ガス、住宅建材から放散される揮発性有機化合物（ＶＯＣ）、除菌・消臭剤から放出される殺菌性の成分や香料、防虫剤や殺虫剤の成分など、さまざまな化学物質が漂っています。さらに、シャンプーやボディソープ、化粧品、ヘアスプレーなどにもさまざまな化学物質が含まれています。皮膚はそれらの侵入を防いでいるのです。

また、空気中には、目には見えませんが、細菌やカビ、ウイルスなどが漂っています。料理を作って、そのままおいて置くと腐っていきますが、これは空気中の細菌が繁殖するためです。おもちやパンにカビが生えるのは、空気中を浮遊しているカビがとりついて繁殖するからです。また、体が冷えると簡単に風邪をひいてしまいますが、空気中のウイルスがのどや鼻などで繁殖するからです。

実は皮膚にはもともと表皮ブドウ球菌などの皮膚常在菌が生息しています。その数は、一平方センチあたり平均で一〇〇万個程度に達します。もし、皮膚組織が崩壊すれば、これらが体の内部に入り込むことになります。つまり、皮膚は化学物質や微生物から内部の細胞を守っているのです。

これらの中で、皮膚組織を壊す可能性の最も高いのは、ボディソープに含まれる合成界面活性剤と考えられるのです。

皮脂膜を壊して、細胞を破壊

磯部院長は、これまでの治療経験や研究から、アトピー性皮膚炎が発生するメカニズムを次のように解析しています。

皮膚は表皮と真皮から成り立っていますが、毛穴と汗腺から皮脂といわれる脂や分泌液がでて、表皮を覆う皮脂膜を形成しています。この皮脂膜はとても重要で、空気中に浮遊しているホコリや花粉、カビ、細菌、ウイルスなどが侵入してくるのを防いでいます。したがって、この皮脂膜が壊れてしまうと、それらのいわば体にとっての「異物」が入り込みやすくなってしまうのです。ところが、界面活性剤は、この重要な皮脂膜を失わせてしまうというのです。

さらに、細胞内部のたんぱく質を変性させつつ、次々に細胞を破壊していくといいます。その結果、皮膚は荒れてカサカサしていき、赤いブツブツができたり、悪化すると、ブツブツが広がって、汁が出てきてジクジクしていくのです。

また、表皮と真皮の間辺りに伸びている知覚神経の末端が刺激されることになるので、ひどい痒みをともなったり、痛みを感じることになるのです。

磯辺院長は、前著で「界面活性剤の化学的性質が私たちの皮膚におよぼす弊害を見ていくと、それは、そのままアトピー性皮膚炎の症状そのものであることがわかります」と指摘しています。

今や石けんで体を洗う人は少数派となり、大多数の人はボディソープを使っています。テレビでは毎日のようにボディソープのＣＭが流され、ドラッグストアやスーパーなどにはボディソープがズラッと並んでいるので、どうしてもそれを買ってしまうことになるのでしょう。しかし、それが皮膚バリアーを壊しているのです。

アトピーになる人、ならない人

「でも、ボディソープを使ってもアトピーにならない人が多いけど？」という疑問を抱く人も少なくないと思います。実はそこら辺が私も不思議に思う点なのですが、やはり個人差が大きいということなのでしょう。

ボディソープを使っていても、何とも感じない人もいるでしょうし（多少感じても、「こんなもんだろう」と思って気にしない人も多いのでしょう）、私のようにヌメリ感や熱感を感じる人間もいるし、あるいはもっと深刻な皮膚に対するダメージを受ける人もいるのです。その深刻なダメージが、アトピー性皮膚炎となって現われることがあるということなのでしょう。

ちなみに私の場合、ボディソープで体を洗うと、前に述べたように肌に対する軽い刺激やヌメリ感、しばらくしてからの皮膚の熱感を感じることはありますが、それによって肌が荒れて皮膚炎を起こすということはありません。

ところが、皮膚が敏感な人では、ボディソープの使用によって、湿疹や皮膚炎を起こす人もいるということなのです。それだけ個人差があるということなのでしょう。あるいは、皮膚が完全に出来上がっていない赤ちゃんの時に、合成界面活性剤で体を洗われたために、アトピー性皮膚炎になってしまった可能性も考えられます。

母親のお腹から出てきた赤ちゃんは、胎脂《たいし》という膜に包まれています。時々テレビで赤ちゃんが生まれてくるシーンが映し出されることがありますが、白っぽい脂のようなものが皮膚に張り付いています。それが胎脂です。胎脂は、母親の胎内にいる赤ちゃんを守っているのです。磯辺院長は、それを合成洗剤で洗うことが、アトピー性皮膚炎に至る第一歩だと指摘しています。

赤ちゃんを合成洗剤で洗う病院

「今日の多くの病院、産院では、実は、その胎脂は合成洗剤で洗い落とされることが圧倒的に多いのです。四〇年程前までは、この胎脂は、お産婆さんによってお湯だけできれいに流し取られたものでした。そしてその頃にはまだアトピー性皮膚炎という病気などありませんでした」（前著）

つまり、生まれてきたばかりのまだ皮膚ができあがっていない状態のところにいきなり合成界面活性剤を塗りたくられるわけです。これでは、柔らかい赤ちゃんの皮膚はたまったものではありません。

よく生まれてから数日後、あるいは数週間後に赤ちゃんの顔や体が赤くなったという話を聞きます。この章の初めに紹介したU・S君も生まれてまもなく湿疹ができ始めていました。もしかすると、それは病院で使われている合成界面活性剤が原因していたのかもしれません。この点については、今後十分検討がなされるべきでしょう。

アトピー性皮膚炎を治したいと思うなら、まず合成界面活性剤の入ったボディソープの使用を止めることです。それでもダメなら、石けんも止めることです。磯辺院長は、「どんな石けんや合成洗剤も使わず、お湯または水だけで洗い、あとはかゆみと感染対策、それに保湿さえ実行すれば、確実に治ることが、私のところの治療成績から明らかになりました」と述べています。

「いそベクリニック」には、全国からアトピー性皮膚炎の患者が診断に訪れています。その人たちに対して、磯部院長はボディソープや石けんの使用を止めることを中心とした治療を行ない、症状を改善させることに成功しています。それらを具体的に知りたい方は、前著を読んでみて下さい。

アトピー性皮膚炎にもディーゼル微粒子が関係？

アトピー性皮膚炎は、内と外の両方から発生しているのかもしれません。つまり、食物やダニなどのたんぱく質に対して免疫が過剰に反応し、作られないでよいＩｇＥ抗体が作られてしまい、その結果として皮膚に炎症が起こるのではないかということです。ちなみに、アトピー性皮膚炎の人では、喘息や花粉症の人に比べてＩｇＥ抗体が数倍から一〇倍もできていることが分かっています。

アトピー性皮膚炎の場合、一般に排気ガスが関係していることはほとんど指摘されていませんが、喘息や花粉症と同様にそれがアジュバントとして作用し、免疫が過剰反応を起こすことで発生している可能性が考えられます。また、添加物や残留農薬などほかの化学物質も関係しているのかもしれません。

これは私が長年、化学合成物質を追究して得られた考え方ですが、前出の「ちかかね皮膚科」のホームページでも分かるように、医師の中にも同様な考えをもっている人がいるのです。

さらに、合成界面活性剤や保存料、酸化防止剤などによって皮膚バリアーが壊されることでも、炎症が引き起こされると考えられます。これらが複雑に絡み合っているため、原因もメカニズムも分かりにくいのかもしれません。

アトピー性皮膚炎を予防・改善させるには

したがって、アトピー性皮膚炎を予防する、あるいは症状を改善するためには有害化学物質を生活環境から減らす（無くすというのは不可能でしょうから）ということが大切と考えられます。

まずボディソープやシャンプーの使用を止めることです。それらの製品には合成界面活性剤が含まれているほか、保存料や酸化防止剤など多くの化学物質が含まれています。それらの皮膚に対する刺激や破壊を無くすためには、使用を止めるしかありません。

「では、何で洗えばいいの？」と思う人もいるでしょうが、とりあえずは無添加の石けんを使ってみてはどうでしょうか？

磯部院長は、「石けんの使用も止めるべき」と明言されていますが、私の経験では無添加石けんならほとんど刺激はなく、汚れをさっぱり落とすことができます。髪の毛もそれで洗うことができます。

しかし、それでも皮膚の状態が改善されない場合は、磯部院長の言うとおり、お湯か水だけで洗うようにすべきでしょう。

それから、入浴剤の使用は止めて下さい。入浴剤にはたいていタール色素が使われていますし、嗅覚を強く刺激する香料が使われています。それらによって皮膚が刺激されて、症状を引き起こすことになるかもしれません。

もともと入浴剤の効果は、ほとんど確認されていないのです。「血行がよくなる」「肩や腰の痛みがとれる」などの効能が表示されていますが、それらは実際にはお湯で体を温めることによるものがほとんどです。したがって、さら湯に入ればいいのです。余計なお金もかかりませんし。

薬用入浴液は使ってはいけない

ドラッグストアやスーパーなどには、薬用入浴液なるものが売られていますが、こうした製品も赤ちゃんの皮膚を荒らす心配があります。これらには肌荒れやあせもなどを抑える効能が表示されていて、「赤ちゃんと一緒に入浴する時も使えます」「やわらかな赤ちゃんの肌にもお使いいただけます」などと書かれています。しかし、配合された成分が、肌を刺激することが心配されるのです。

たとえば、可愛い牛のボトルの「バスロマン　薬用ミルク仕立て」（アース製薬）の場合、合成界面活性剤のポリオキシエチレンラウリルエーテル（ＰＯＥＲ）が配合されていますが、これは台所用洗剤や洗濯用洗剤にも配合されているもので、皮膚を刺激します。さらに、保存料のパラベン、香料など刺激性のあるものが使われています。

それからビックリしたのですが、成分名に「硫酸」とあるのです。ご承知のように濃硫酸は毒性が強く、皮膚に付着すれば熱傷を起こします。なぜ、こんな危険なものを使っているのでしょうか？　アース製薬によると、「酸性やアルカリ性を調整するために微量の硫酸を入れていますが、何か影響があったり、危険ということはありません」といいます。しかし、肌がデリケートな人や赤ちゃんの場合、何の影響も出ないのか心配されます。

薬用入浴液は、ほかに「エモリカ」（花王）や「ソフレ」（ツムラライフサイエンス）などがありますが、パラベンや香料が含まれています。

一見赤ちゃんの肌によさそうに見えても、かえって肌を刺激して、アトピー性皮膚炎の発生を助長している可能性があるので、使用は止めて下さい。もともとお湯でやさしく洗えば汚れは落とせるのですから、こんな製品を使う必要はまったくないのです。

添加物と排ガスの影響を減らす

次に食生活の中から、添加物とくに自然界に存在していない合成添加物を減らすようにして下さい。それらがアレルゲンになっている可能性がありますし、またアジュバンドとして作用していることも考えられるからです。さらに、できるだけ残留農薬も摂取しないように心がけるべきでしょう。なお、具体的にどんな添加物を避けたらよいのか知りたい方は、拙著『ヤマザキパンはなぜカビないか』（緑風出版刊）を参考にして下さい。

それでも症状が改善しなかったら、どうすればよいでしょうか？　もし幹線道路の周辺に住んでいて日頃から「空気が悪いなあ」と感じていたら、可能なら空気のきれいな場所に引っ越すことを考えてみて下さい。アパートやマンションを借りて暮らしている場合は、お金がある程度かかりますが、引越しは可能だと思います。きれいな空気を吸うことで、そのほかのアレルギーにもなりにくくなりますし、がんや呼吸器の病気にもなりにくくなると考えられるので、思い切った決断だと思います。

　持ち家に住んでいる人やマンションを購入してしまった人は、引越しはなかなか大変だと思いますが、アトピー性皮膚炎や喘息などのアレルギーがある場合は、思い切って買い替えを行なったほうがよいかもしれません。

　第2章で書いたように、すでにハイブリッド車が普及しており、これからは電気自動車が普及すると予想されるので、空気の状態は徐々によくなっていくとは思いますが、残念ながら急激な改善は望めません。したがって、空気がきれいになるのを待つというのもなかなか難しいのが現状だと思いますので……。

第5章

食物アレルギーの原因は本当に食べ物か？

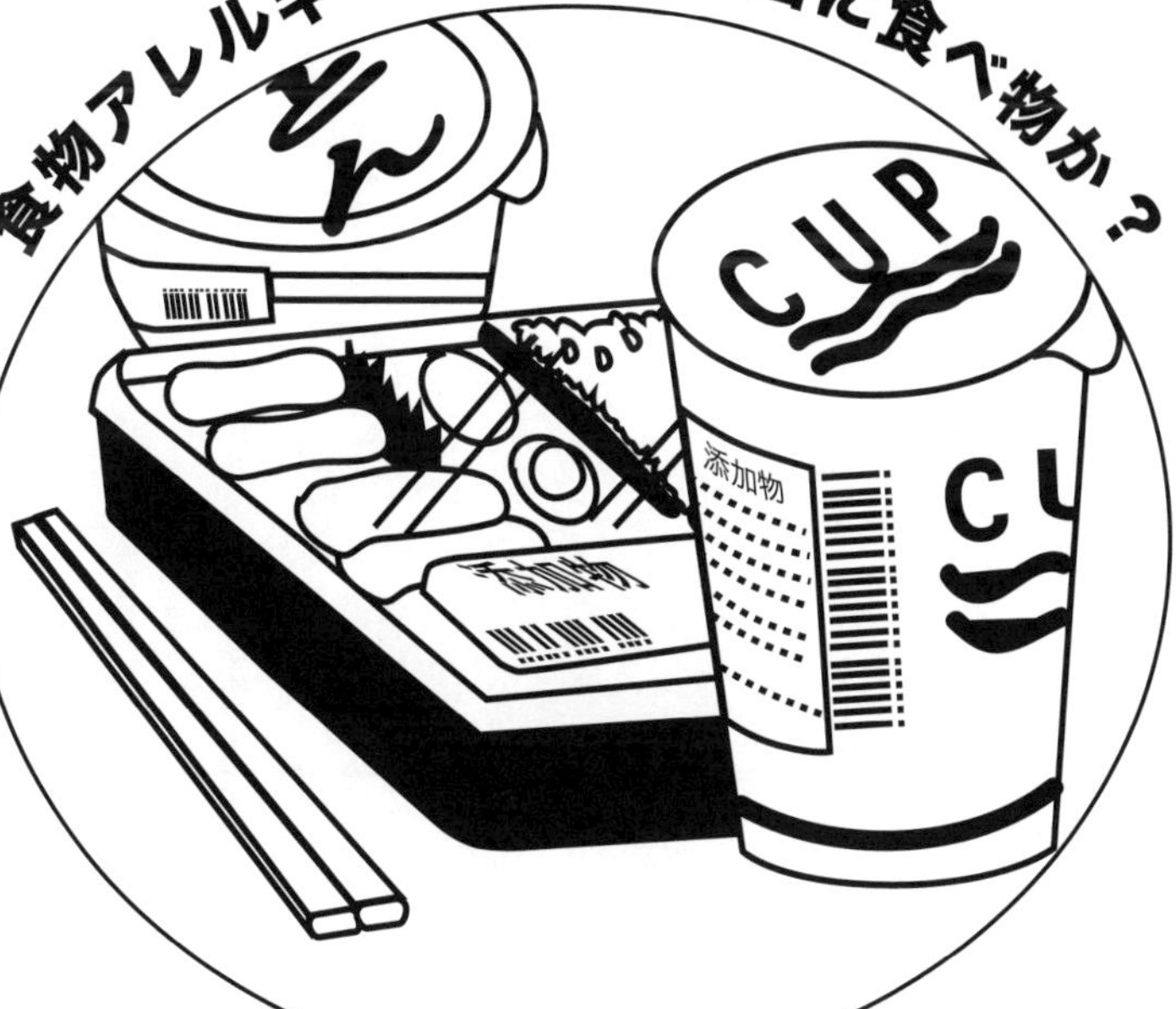

大切な栄養素がアレルゲンに

本来食べ物は、私たちの体を作り維持する重要な栄養素を供給してくれる、人間にとっては不可欠なものです。それが、逆にアレルギーを起こして、苦しい症状をひき起こすというのですから、何とも不思議な話です。しかし、現実に食物アレルギーで苦しんでいる人はとても多いのです。

食物アレルギーの原因としてよくあげられるのが、サバ、そば、ピーナッツ、さらに小麦や大豆、卵、肉類などです。それらにはいずれもある種のたんぱく質が含まれていて、それがアレルギーを誘発するというのです。蕁麻疹やかゆみなどを起こすことが多く、そのほか嘔吐や下痢、腹痛なども少なくありません。また、咳や喘鳴、呼吸困難などを起こすこともあります。時には、アナフィラキシーショックといって、血圧低下や意識障害などを起こして、死亡するケースさえあります。

こうした死亡事故を防ぐために、厚生労働省では、二〇〇一年から食物アレルゲンの表示制度を開始しています。アレルギーを起こしやすく、また重い症状を起こすことがある「卵、乳、小麦、えび、かに、そば、落花生」の七品目について、表示を義務付けています。したがって、原材料にこれらが含まれている場合、その旨を必ず表示しなければならないのです。

さらに、自主的に表示を推奨しているものが、「あわび、いか、いくら、オレンジ、キウイフルーツ、牛肉、くるみ、さけ、大豆、鶏肉、バナナ、豚肉、まつたけ、もも、やまいも、りんご、ゼラチン」と、全部で一八品目あります。

これらは、表示が義務付けられているわけではありませんが、食品企業は事故を防ぐために自主的に表示するケースが多いようです。

それにしても、オレンジやバナナ、もも、りんごまでアレルゲンになってしまうというのはなかなか信じがたいことです。それらにはたんぱく質がほとんど含まれていないからです。本当にそれらの果物がアレルゲンになっているのか疑問を感じます。もしかすると、果物自体ではなく、それに残留している農薬が原因しているのではないか、とも考えられます。

なぜ、食物アレルギーは起こるのか？

そもそもなぜ、食物アレルギーは起こるのでしょうか？　昔から古くなった食べ物、たとえば古くなったサバなどを食べると、蕁麻疹を起こすことは知られていました。これは、おそらく体を守る反応として免疫が働いたと考えられます。すなわち、サバが古くなってできた毒性物質に免疫が反応して、それを血液中から排除しようとすることが、結果的に蕁麻疹となって現われると考えられます。それは、一種の警告でもあります。

また、食品中のたんぱく質はふつう消化液によってアミノ酸に分解されて腸から吸収されますが、乳幼児の場合、消化能力がまだ不十分なため、たんぱく質の一部がそのまま吸収され、それがアレルゲンとなって蕁麻疹や喘息などが起こると考えられています。

小学生以上になると、消化管は完全になっていますが、やはり個人差があって、多くの人にはなんでもない食べ物でも、ある人にとっては体に合わない場合があるようで、そんな時に食物アレルギーが起こると考えられます。

私が小学生の時には（もう五〇年近く前のことですが）、一クラス五〇人の中で、一人だけ卵を食べると蕁麻疹を起こす子がいました。そのため、その子は学校給食に出る卵を食べなくてもよいと先生に言われていました。おそらくその子の体は、卵に含まれるたんぱく質をうまく消化することができず、免疫が異物としてとらえてしまい、結果的に蕁麻疹を起こしていたのでしょう。

これらの反応は、次のようにして起こると考えられます。古くなったサバに含まれる毒性物質、あるいは卵の特定のたんぱく質などのアレルゲンに対してＩｇＥ抗体が作られ、それがマスト細胞の表面に付着し、さらにアレルゲンがＩｇＥ抗体と反応して、マスト細胞からヒスタミンやロイコトリエンが放出されます。その結果、血管から血しょうが漏れ出して、皮膚が赤くなったり、膨れたり、かゆくなったりということが起こるのでしょう。この際、同時に毒性物質や特定のたんぱく質は、血管の外に流れ出ると考えられます。こうして、免疫は体を守るとともに、警告を発しているのです。

体が処理できないものを排出

食物アレルギーで蕁麻疹とともに多い嘔吐や下痢も、ある意味で体を守る反応と考えられます。体にとって害のあるものが口から入ってきたとき、免疫がすばやくそれを察知してシステムが働いて、有害なものを外に排出しようとする――それが、嘔吐や下痢となって現われると考えられるからです。

あるいは、有害でなくても、その人の体に合わないもの、つまり、体がうまく処理できないものの場合も、免疫が働いてそれを排出しようとすると考えられます。私の場合、市販の超高温殺菌牛乳（一二〇～一五〇℃で一～三秒間殺菌）を飲むと、たいてい下痢をします。低温殺菌牛乳（六二～六八℃で三〇分間殺菌）の場合、下痢を起こすことはないので、超高温殺菌によって変性したたんぱく質を私の体はうまく処理できないのでしょう。

同様に人によっては、卵や大豆などに含まれる特定のたんぱく質をうまく処理できない人もいるのでしょう。そういう人は、それらのたんぱく質がアレルゲンとなって、嘔吐や下痢をおこすと考えられます。

一方で、嘔吐や下痢は食中毒でも起こります。たとえば、腐った食べ物を知らずに食べてしまったとします。すると、たいてい激しい吐き気を催して、嘔吐します。その結果、有害なものは外にすばやく排出されることになります。

下痢も同様です。腐ったものや病原性の細菌を含んでいる食べ物を食べてしまった場合、たいてい激しい下痢に襲われます。下痢をすることで、体にとってよくないものが、すばやく排出されるのです。その意味では、下痢は決して悪いことではありません。

時には、嘔吐と下痢を同時に起こすことがあります。これは、そうとう有害なものが大量に体に入ってきてしまったからで、とにかく体としては早くそれらを排出したいために、こうした事態になるのです。これまで私も、何度も激しい嘔吐と下痢を同時に経験したことがあります。結局、体内に害のあるものが入ってきた場合、体はそれを早く外に出して体を守ろうとするわけなのです。

油やけによる下痢や腹痛

ただし下痢や腹痛の中には、食物アレルギーなのか、食中毒なのかよく分からないケースもあります。たとえば古くなった油を食べた場合の下痢などです。

「油焼け」という言葉を聞いたことがあると思います。魚の干物やポテトチップス、インスタントラーメンなどの油が酸化して変質した状態のことです。こうしたものを食べると下痢や腹痛を起こすことがあります。なぜかというと、脂肪が酸化して有害な過酸化脂質ができているからです。

過酸化脂質はひじょうに複雑な物質で、簡単な化学式で表すことができません。いくつも種類があって、それらが複雑に絡み合っています。動物実験では、過酸化脂質が成長に悪影響をもたらし、多量に与えると死んでしまうことが確認されています。

おそらく「揚げ物を食べてお腹をこわしたことがある」という人は少なくないと思います。スーパーや惣菜店などで売られているてんぷらやフライ、あるいはファストフード店のフライドチキンやポテトフライなどは、何回も使われた油で揚げられているケースが多く、過酸化脂質ができていると考えられます。そのため、人によっては下痢や腹痛を起こすことがあるのです。私もこれまで何回も経験したことがあります。

ところで、こうした下痢や腹痛は、食物アレルギーなのか食中毒なのか、どちらでしょうか？

過酸化脂質は動物実験の結果からも分かるように、毒性物質です。したがって、それが体内に入ってきたことで消化管が激しく反応して下痢を起こしたというのは、一種の食中毒とみなすことができます。

一方で、過酸化脂質に免疫が反応し、ＩｇＥ抗体が作られてマスト細胞からヒスタミンなどが放出されて、腸管が収縮して下痢を起こしたのであれば、食物アレルギーとみなすことができます。一般に食べてからすぐに起こる下痢は食物アレルギーとされるので、その可能性のほうが高いのかもしれません。

なお、医学界では、食物アレルギーによる下痢や腹痛、嘔吐をアレルギー様食中毒として、食中毒の一つとする見方もあります。

添加物が食物アレルギーの原因に

食品添加物が、食物アレルギーを起こすこともあります。前出の正木拓朗医師も、「アレルゲンには、単に食物だけでなく、そこに含まれる添加物、着色料などがあります」（前著）と述べています。

第1章でタール色素の赤色一〇二号や黄色四号、黄色五号、保存料の安息香酸ナトリウムなどが蕁麻疹を起こすことを書きましたが、それらは当然ながら食品に含まれているので、それらの添加物が原因で発生する蕁麻疹は食物アレルギーということになるでしょう。

厚生労働省がアレルギー表示を推奨しているオレンジも、それに使われている防カビ剤が関係している可能性があります。

アメリカなどから輸入されたオレンジには、カビの発生を防ぐためにＯＰＰやＯＰＰ－Ｎａ、ＴＢＺなどが使われています。これらはもともと農薬として使われていた化学物質で毒性が強く、前にも書いたようにネズミを使った実験でＯＰＰとＯＰＰ－Ｎａに発がん性が、ＴＢＺには催奇形性が認められています。

したがって、オレンジとともに口から入ってきたそれらに、あるいはそれらがたんぱく質と結合したものに対して免疫が反応し、蕁麻疹や下痢などを起こすことは十分考えられることです。それが、オレンジが原因の食物アレルルギーと判断されているケースもあると考えられます。

このほか、アレルギー表示が推奨されているいくらの場合、ふつう発色剤の亜硝酸ナトリウムが使われています。黒ずむのを防いで鮮やかな赤茶色を保つためです。第１章でも書いたように、亜硝酸ナトリウムはひじょうに毒性の強い化学物質です。また、いくらに含まれているアミンという成分と化学反応を起こして、ニトロソアミンという強い発がん性をもつ物質に変化することがあります。

したがって、亜硝酸ナトリウムが腸から吸収されることは、体にとって好ましいことではありません。そこで免疫が反応し、腸の筋肉が収縮して、ぜん動運動を起こして下痢になったり、あるいはたんぱく蕁麻疹を起こすことも考えられます。

添加物と残留農薬が反応を促進？

さらに、合成添加物などの化学物質がアジュバントとして作用し、免疫が本来反応しなくてもよい食品中のたんぱく質にまで反応するということも考えられます。ディーゼル微粒子がアジュバントとして作用することは、花粉症の例でほぼ間違いないことであり、合成添加物も同様な作用がある可能性があります。

食品に含まれる化学物質として、添加物のほかに残留農薬がありますが、農薬についてはアレルギー反応を促進させるという実験結果があります。これは、北里大学医学部の石川哲教授のグループがモルモットを使って行なったものです。

同教授らは、モルモットに対してスギ花粉を作用させてアレルギー結膜炎を起こさせ、さらにそのモルモットに有機リン系農薬のスミチオンを皮下注射しました。次に二日後にスギ花粉を点眼して、その影響を観察しました。その結果、ごく微量のスミチオンを注射しただけでアレルギー性結膜炎の症状が悪化することが分かりました。

また、同様な実験は除草剤のパラコートでも行なわれ、同様な結果になりました。つまり、ごく微量のスミチオンやパラコートがアジュバントとして作用し、アレルギー反応を促進させたために症状が悪化したと考えられるのです。

アトピー性皮膚炎などの子供の場合、無農薬の野菜や果物を食べた時には症状が出ないが、ふつうの野菜や果物を食べると症状が現われるという話を時々聞きますが、残留農薬によって反応が促進されるのかもしれません。

ちなみに第4章の冒頭で書いたように東京都の調査によると、三歳児の九・四%が食物アレルギーです。つまり、一〇人に一人が食物アレルギーなのです。こうした状況を生み出している大きな要因は、添加物や残留農薬なのかもしれません。

食生活の欧米化で免疫力が高まる

このほか食物アレルギーが増えている原因としてあげられるのは、食生活の欧米化です。小麦を使ったパン、牛肉や豚肉、鶏肉、乳製品、卵などを食べることが多くなり、当然ながらそれらに含まれるたんぱく質に反応する人も増えました。さらに、体質的にもアレルギーを起こしやすい人が増えたと考えられます。それは次のような理由によるものです。

戦後になって、とくに高度経済成長期以降、以前の米や野菜、海藻、魚中心の食生活から、肉、卵、牛乳、パン、バター、チーズなどの欧米食が普及しました。その結果、脳梗塞や心筋梗塞、糖尿病などの生活習慣病が増えているのは、周知の事実です。動物性脂肪やコレステロール、糖分、カロリーなどを多くとるようになったからで、実はこのことがアレルギーの増加と関係しているのです。

これは、ある意味で栄養状態がよくなったということですが、そうなると免疫力がアップします。すると、病原性の細菌やウイルスに対する抵抗力が高まることになります。つまり、感染症になりにくくなるということです。

戦前の日本では、細菌性の肺炎や気管支炎で亡くなる人がたくさんいました。また、結核で亡くなる人もたくさんいて、それは長い間死亡原因の一位になっていました。しかし、戦後は、これらの細菌性の病気で亡くなる人は、激減しました。もちろん抗生物質が使われるようになったこともありますが、栄養状態がよくなって、日本人の体の免疫力がアップしたことも大きな要因なのです。

栄養が偏っている？

ただし、アレルギーも免疫によって起こりますから、免疫力が高くなれば、アレルギーも起こりやすくなります。つまり、栄養状態がよくなって感染症が減ると、その代わりにアレルギーが増えるのです。これは以前からヨーロッパで見られる現象で、ある意味で必然の結果なのです。「体の抵抗力が弱ると、アレルギーを起こす」という人が時々いますが、それは正しくないと言えます。

しかし、栄養状態がよくなるというのは、体にとってよいことです。にもかかわらず、アレルギーが増えてしまって、苦しむ人が多いというのは、なんとも合点がいかないことです。そこで、一見栄養状態がよくなっているようで、実際は「そうではなく、栄養が偏っているんじゃないか？」という疑問が出てきます。

最近、子供の間でアレルギーの増加とともに目立っているのは、肥満や高血糖などの生活習慣病の増加です。その原因は、食生活と運動不足にあるといわれています。

糖分の多いコーラやジュースなどの清涼飲料やアイスクリーム、塩分とカロリーの多いスナック菓子、そして、高脂肪、高たんぱくのファストフードやインスタント食品などを多く食べることによって、高コレステロール、高血糖、肥満などになるケースが多いと考えられます。

さらに、こうした食生活の欧米化が、アレルギーを起こしやすい体質の日本人を増やしたと考えられます。

食生活の欧米化によって変化したことはいろいろありますが、最も大きな変化は、タンパク源が魚から食肉や乳製品に変わったことでしょう。いうまでもなく、日本は周囲を海に囲まれており、昔から魚介類を多く食べる習慣があり、それが貴重なたんぱく源になっていました。しかし、戦後になって、豚肉や鶏肉、そして牛肉を食べる機会がとても多くなったのです。実は食肉を多くとっていると、マスト細胞に含まれるロイコトリエンが多くなることが分かっているのです。

肉類でアレルギーを起こしやすい体質に

ロイコとは、白という意味で、白血球などで作られる物質ということで、こう名付けられました。以前は、アレルギーを起こす物質としては、主にヒスタミンが注目されていたのですが、ロイコトリエンにも同じ作用があるため、最近では、ヒスタミンとともに注目されています。

ロイコトリエンの作用はひじょうに強くて、気管支を収縮させたり、皮膚を腫らす作用はヒスタミンよりもずっと強力です。したがって、体内でロイコトリエンが増えると、蕁麻疹や喘息などが起こりやすくなります。

ロイコトリエンは体内で合成されていて、不飽和脂肪酸の一種のアラキドン酸を原料に作られていることが分かっています。アラキドン酸は、動物の細胞を構成する細胞膜に存在しています。アラキドン酸は、植物にはほとんど含まれておらず、肉類、レバー、卵などに多くふくまれています。したがって、これらを毎日食べていれば、体内のアラキドン酸の量も増えて、結果的にロイコトリエンの量も増え、アレルギーが起こりやすくなるのです。ちなみに肉食のアメリカでは、以前からアレルギーの人が多いことが分かっています。

結局、日本人の場合、高たんぱく、高脂肪の栄養価の高い食べ物を多くとるようになって免疫力が高まり、さらに、アラキドン酸を多く含む肉類などを多くとることによって、結果的にロイコトリエンが増えて、アレルギーを起こしやすくなったといえるのです。

食物アレルギーから逃れるために

では、食物アレルギーを防ぐためには、どうすればよいのでしょうか？　まず免疫を過剰に反応させるアジュバントになる可能性のあるものをできるだけ減らす必要があるでしょう。つまり、合成添加物、とくに「自然界に存在しない化学合成物質」に属する添加物を減らすことです。

それから、できれば残留農薬の心配のない野菜や果物を食べるようにすべきでしょう。これは、なかなか難しいのですが、野菜や果物をお湯でよく洗うようにすれば、農薬によってはほとんど落ちるものがあります。もし、経済的に余裕があれば、有機野菜や無農薬野菜を買うようにしましょう。

さらに体内のロイコトリエンが増えすぎないようにするために（ロイコトリエンもある程度は必要です）、肉類を減らして大豆や魚などでたんぱく質をとるようにして下さい。これは、体内のコレステロールを低下させることにもなります。ただし、魚介類にはコレステロールがけっこう含まれているので、やはり食べすぎには注意して下さい。

これらのことは、免疫が過剰に反応するのを抑えることにつながりますので、食物アレルギーのみならず、アトピー性皮膚炎や花粉症などにも有効と考えられます。

これでもアレルギーが治まらない場合は、残りは水対策ということになるでしょう。

日本の水道水には、必ず塩素が入っています。雑菌の繁殖を防ぐために法律で決められているからです。しかし、塩素の気体は猛毒で、第一次世界大戦では毒ガス兵器として使われたくらいです。したがって、水に溶けている状態でも体にとって好ましいものではありません。

そもそも塩素が多く溶けていると、薬っぽい臭いと味のする、まずい水になります。人間が「まずい」と感じるものは、たいてい体にとって悪い影響をおよぼします。

さらに水道水中には、塩素と有機物が化学反応を起こしてできたトリハロメタンが微量ながら含まれています。トリハロメタンは、肝臓や腎臓に障害を起こすことが分かっており、発がん性も疑われています。したがって、できるだけ摂取しないに越したことはありません。

私の家では、活性炭の浄水器を使って、水道水から塩素とトリハロメタンを取り除くようにして、さらにやかんに入れてふたをとり、一分以上加熱してから飲むようにしています。東京都の実験では、三分加熱するとトリハロメタンはほぼなくなることが分かっています。

これらの対策を続けていけば、しだいに体内の異物が減っていき、アジュバントも減ると考えられるので、免疫も過剰に反応することが徐々に減っていくと考えられます。

第6章

薬でアレルギーを抑えてはいけない

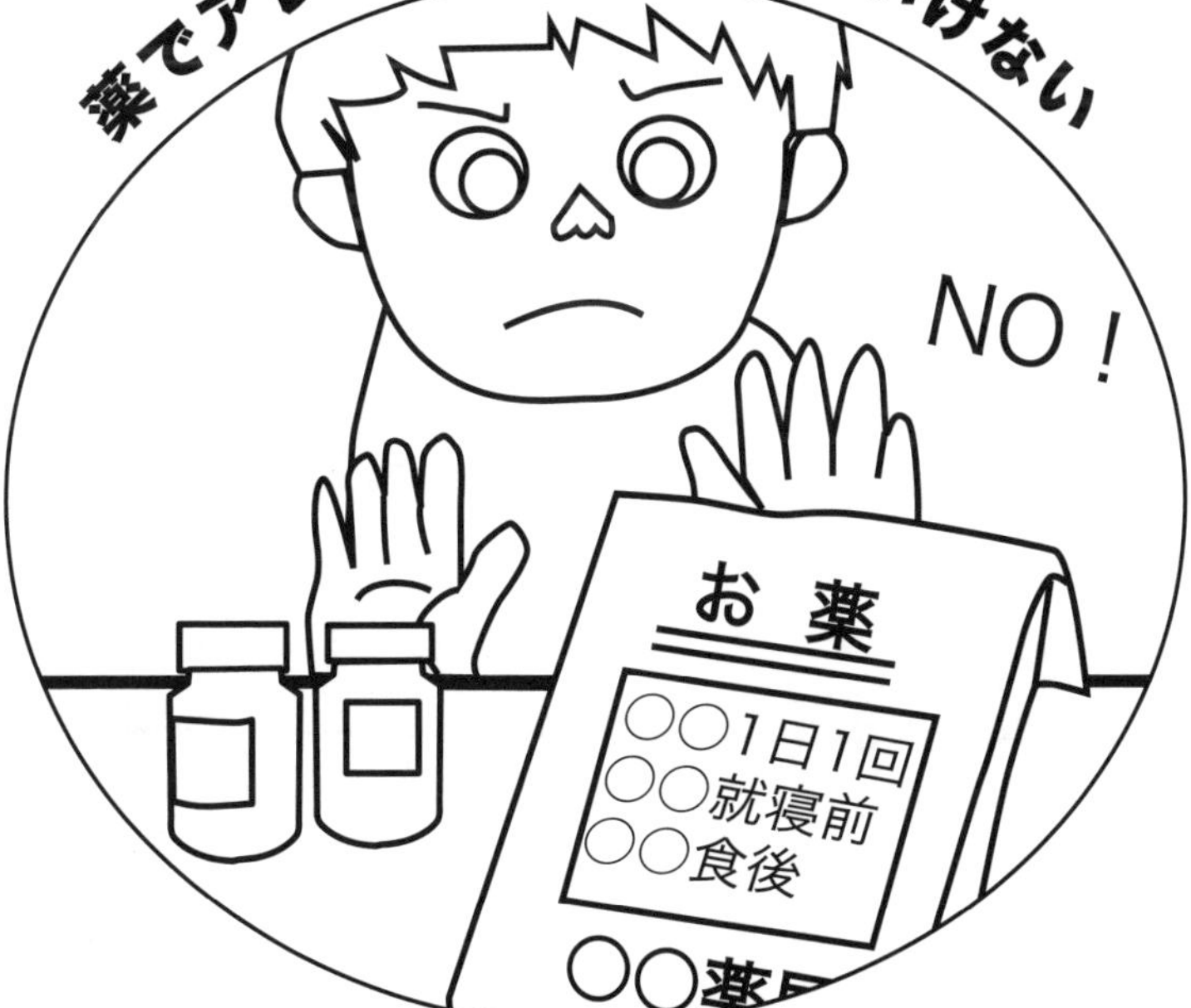

ほとんどが対症療法薬

アレルギー対策薬としては、ステロイド剤や抗ヒスタミン剤などいろいろありますが、ほとんどが対症療法薬です。つまり症状を一時的に抑えるものであって、根本治療を行なうものではありません。これは、アレルギーの薬だけでなく、ドラッグストアや薬局で売られている一般薬にも、また病院で医師が処方するほとんどの薬にも当てはまることです。

たとえば、風邪薬はその典型です。風邪は、いわゆる風邪ウイルスのライノウイルスやコロナウイルスなどによって発症しますが、実はこれらのウイルスを攻撃して、不活化する薬はないのです。「風邪のウイルスをやっつける薬を作ったら、ノーベル賞もの」などとよくいわれます。それほどウイルスを直接攻撃する薬を作ることは難しいのです。

では、いったい風邪薬とは何に効くのでしょうか？ たとえば、テレビで大々的に宣伝されている「ベンザブロックL」（武田薬品工業）の効能は、「かぜの諸症状（のどの痛み、発熱、鼻づまり、鼻水、悪寒、頭痛、関節の痛み、筋肉の痛み、せき、くしゃみ）の緩和」と書かれています。つまり、いずれも風邪の症状を和らげるという効果であって、風邪ウイルスをやっつけて、風邪を治すというものではないのです。

成分のイブプロフェンは、「熱をさげ、痛みをやわらげる」、塩酸プソイドエフェドリンは、「鼻づまり、鼻水を和らげる」などというものです。いずれも風邪の一症状を改善するというものであり、風邪を根本から治すというものではないのです。

ちなみに、風邪ウイルスを攻撃して、風邪ウイルスを撃退できるのは、体の免疫です。それがウイルスに対して反応し、IgG抗体などが作られてウイルスを不活化することで治すのです。ですから、風邪にかかったら、十分な栄養をとって安静にし、免疫力を高めることが大切なのです。

これはほんの一例ですが、現在流通している薬は、高血圧、高コレステロール、高血糖などについても、同様に単にそれぞれの症状を抑えるというもので、根本的な原因を解決するというものではありません。したがって、薬を飲まなくなれば、もとの状態に戻ってしまう可能性が高いのです。そのため、一生薬を飲み続けなければならないことになり、いずれその副作用で苦しむというケースが少なくないのです。

ステロイド剤とは？

アレルギーに対する薬も、いずれも症状を一時的に抑えるという対症療法的なもので、その典型がステロイド剤です。

ステロイド剤を使えば、頑固なアトピー性皮膚炎でも喘息でも、たいてい症状をおさえることができます。しかし、アレルギーの根本原因を解決しているわけではありません。単に症状を抑えているだけです。

しかも、使い続ければ、だんだん効かなくなっていき、使用量が増えてしまい、そして、使うのを止めれば、リバウンドといって症状が前よりもいっそうひどくなってしまうという問題があります。

ステロイドとは、コレステロールから作られたホルモンのことです。副腎皮質ホルモンや男性ホルモンなどが、ステロイドです。アレルギーの治療に使われるのは、副腎皮質ホルモンで、実際にはこれに似せて化学合成されたもの（合成副腎皮質ホルモン）が、ステロイド剤として使われています。

もともと副腎皮質ホルモンには、体内で発生した炎症を抑える働きがあります。たとえば、何らかの病原菌に感染した場合、白血球などが働いてそれを退治しようとします。病原菌と白血球などが戦うことによって、炎症という現象が起こります。その際、炎症が長引くと病原菌ばかりでなく、自己の細胞をも傷つけてしまうことになります。そこで、過剰な炎症を抑えるために、副腎皮質ホルモンが分泌されるのです。

ステロイド剤の危険性

化学合成された副腎皮質ホルモン、すなわちステロイド剤も、さまざまな臓器や組織、細胞に作用して炎症を抑えます。そのため、アトピー性皮膚炎の患者の肌に起こっている炎症を抑えることができるのです。

ステロイド剤が、炎症を抑えるメカニズムは二通りあります。一つは、炎症を引き起こすサイトカインという情報伝達物質の働きを悪くすることで炎症が起こるのを抑えます。もう一つは、血管に作用して、血管から血しょう成分が漏れ出すのを防ぐことです。蕁麻疹にしてもアトピー性皮膚炎にしても、ＩｇＥ抗体の作用でマスト細胞からヒスタミンやロイコトリエンが放出されて、血管から血しょうが漏れ出すことで皮膚に症状が現われます。したがって、血しょうの漏れをなくすことができれば、そうした症状を抑えることができるわけです。

しかし、ステロイド剤の使用については、アレルギーの治療を行なっている医師たちの間でも、「ひじょうに効果のある薬であり、医師の指示にしたがって適切に使えば、安全性に問題はない」という意見と、「長期間使用していると、副作用が出てくるので使うべきではない。リバウンドも心配される」という意見とがあります。

薬品の危険性を指摘し続けている前出の浜六郎医師は、「アトピーにステロイド外用剤を使用すれば、短期的には確かに効きます。原因刺激物質による炎症反応を抑制し、皮膚の血管を収縮させてかゆみや赤みが軽くなるのです。ところが、ステロイドは長く使用すると皮膚が薄くなるだけでなく、リバウンドといって、止めるとものすごい炎症が起きて膿や熱さえ持ち、一～二週間続くことがあります。以前よりも悪化し、薬を止められないといった離脱症状も少なくありません。特に顔に塗っているとひどくなります」（前出の『のんではいけない薬』）と警告しています。

ステロイドは、あくまで症状を抑える薬であって、アレルギーの原因を根本から解決するものではありません。一番重要なのは、根本的な原因を取り除くことであって、対症療法的な対応は感心しません。

ただし、アトピー性皮膚炎や喘息などで症状がひどくてどうしようもないという場合、「それでも使ってはいけない」とまではいうことはできません。症状をよく鑑みながら、また、お医者さんともよく相談して、使うか、使わないか、決めていただきたいと思います。しかし、いずれにせよ長期間の使用は避けたほうがよいと思います。

抗ヒスタミン薬にも副作用が

アレルギーの薬としては、昔から「抗ヒスタミン薬」が使われています。これは、ヒスタミンの作用を抑えるというものです。アレルギーは、最終的にはヒスタミンによって筋肉が収縮したり、血管のすき間が開いて血液成分が漏れ出したりすることで起こりますから、ヒスタミンの作用を抑えれば、症状も抑えられるというわけです。蕁麻疹やアレルギー性鼻炎、アレルギー性結膜炎などに使われますが、一般的に喘息には使われません。市販薬の鼻炎用カプセルなども売られています。

ただし、これはアレルギーを病気と見なし、ヒスタミンを「悪者」と決め付けた対処法です。また、単にアレルギーの症状を抑えようという対症療法の典型です。なぜ、アレルギーが起こるのか？　なぜ、ヒスタミンが分泌されるのか？　これらの根本的なことについてまったく考えていないように思います。

前にも書いたように、ＩｇＥ抗体が作られ、マスト細胞がそれと反応してヒスタミンやロイコトリエンが放出されるというのは、免疫の一つのメカニズムです。それが機能するのは、それなりの理由があるからです。つまり、有害な化学物質が侵入してきたり、体内でうまく処理できない異物が入ってきた時などです。

したがって、そうしたメカニズムを薬によって無理に抑え込むというのは、「いかがなものか？」と思います。ヒスタミンが作用することで発生する症状は確かに治まるかもしれません。しかし、根本的な原因の解決にはなっていません。根本的に解決するためには、原因となっているものを取り除くことが重要です。

根本的な原因を取り除く努力をせずに、症状だけを薬で抑え込もうとすれば、その原因によって、かえって体がダメージを受けるかもしれません。たとえば、ディーゼル車の排気ガスが喘息の原因だった場合、その症状を単に薬で抑えこんでいると、それに含まれる発がん性物質が気管支や肺にたまることによって、最終的には肺がんになる可能性もあると考えられます。

さらに、抗ヒスタミン薬も副作用が現われることがあり、重い症状になることもあるので注意が必要です。前出の浜六郎医師は、「眠気が少ない新しい抗ヒスタミン剤は、効きが悪いと思って多くのんだり、他の薬との相互作用などで血液中の濃度が増した人や肝臓の悪い人では、眠気が少ないために過剰であることに気づかずにいて、突然重い不整脈で死亡する危険があります。このために『トリルダン』が販売中止になり、比較的安全な『アレグラ』などが発売されましたが、それでも重い不整脈が報告されています」（前著）と指摘しています。

したがって、抗ヒスタミン薬も安易に使うのはやめたほうがよさそうです。

気管支拡張剤の問題点

喘息の人が、丸い筒状のものをくわえて薬を口の中に吹き込んでいる姿を何度かみたことがあります。喘息発作を起こした際に、それを鎮めるために気管支拡張薬を使っているのです。喘息発作はひどい場合、命に関わることがあるので、薬で気管支を広げて発作を鎮めるというのは仕方のないことなのかもしれません。

気管支拡張薬としては、八〇年ほど前に開発されたカフェインの仲間のテオフィリン系が今でも使われています。気管支の平滑筋細胞に作用して、拡張させるように作用します。喘息の発作を起こしたときだけでなく、日常的に喘息をコントロールする薬としても使われることがあります。

しかし、動悸、吐き気、頭痛などの副作用を起こすことがあるので注意が必要です。前出の正木拓朗医師は、「最近はこれらのテオフィリンが使われる頻度が減りました。この理由は、人によりテオフィリンの副作用（けいれん、吐き気、動悸）が強く現われることが報告されるようになったからです」（前出の『新版アレルギー全書』）と指摘しています。

このほか、交感神経刺激剤も使われます。ベネトリンやメプチンが代表的です。喘息発作を起こした時に、吸入薬として使われますが、ケースによっては予防薬として経口や吸入で使われます。

また、ステロイド剤も喘息に使われています。喘息の人では気管支の収縮という症状だけでなく、気道が炎症を起こしているため、それを抑える目的で使われています。患者の状態によって、内服、吸入、静脈注射などの形で処方されています。

正木医師は、「ステロイド剤の吸入療法が広まったのは、まず、吸入により、ステロイドが直接気道に到達し、気道症状を強力に抑えることができ、その副作用は最小限であることです」（前著）と述べています。

しかし、前にも書いたようにステロイド剤には副作用があります。全身的な副作用としては、副腎皮質ホルモンの分泌低下があります。ステロイド剤を投与されることによって、血液中のステロイドの濃度が高くなり、その影響で副腎皮質が機能を低下させてしまうのです。合成副腎皮質ホルモンであるステロイド剤が副腎皮質ホルモンの分泌を低下させてしまうわけです。したがって、やはり長期間使用することは避けるようにしなければならないでしょう。

薬や医師に頼らずに

病院で診察を受けると、とにかくお医者さんは薬を出したがります。薬をたくさん出せば、病院は儲かりますし、薬を製造している薬品メーカーも利益があがります。しかし、それは患者にとって本当によいことなのでしょうか？

アレルギーの場合、ステロイド剤はとてもよく効くようですし、抗ヒスタミン薬や気管支拡張剤、そのほかの薬も一時的に症状は抑えられるのでしょう。しかし、一時的には楽になっても、再び症状が現われるでしょうし、それが続く限り薬を使い続けなくてはならなくなります。だからこそ、病院や薬品メーカーもいっそう儲かるのかもしれませんが……。

しかし、それでは患者はいつになっても苦しい状態から抜け出すことはできませんし、お金もかかります。また、いずれは薬の副作用がでてきます。ほとんどの薬は、単に炎症やかゆみを抑えるものだったり、あるいは体の一部の機能を抑えこんだりするものなので、結果的に体の全体的なバランスを崩すことになるからです。

したがって、症状を根本的に改善しようと思ったら、薬に頼るのではなく、症状を引き起こしている原因を突き止めて、それを取り除くことが重要と考えられます。蕁麻疹や喘息、アトピー性皮膚炎などにしても、原因が必ずあるはずですから、その真の原因を突き止めて、それを取り除くことが最も大切です。そうしないと、いつまでたっても症状は治まりませんし、薬漬けとなって、泥沼状態に陥ってしまうことになりかねません。

「そうはいうけど、実際にはなかなかよくならないんだ」という人もいるとは思いますが、私の経験では、アレルギーもその他の病気も、根本的な原因を取り除くように努力すれば、状態はよくなっていくと思います。医師に頼るのではなく、自分で努力して治すように心がけるべきです。

自分の体を一番分かっているのは自分ですし、辛さや痛みを分かっているのも自分なのですから、それを改善できるのも自分しかいないと思うのです。

第7章

アレルギーの真の原因を知って根本から治す

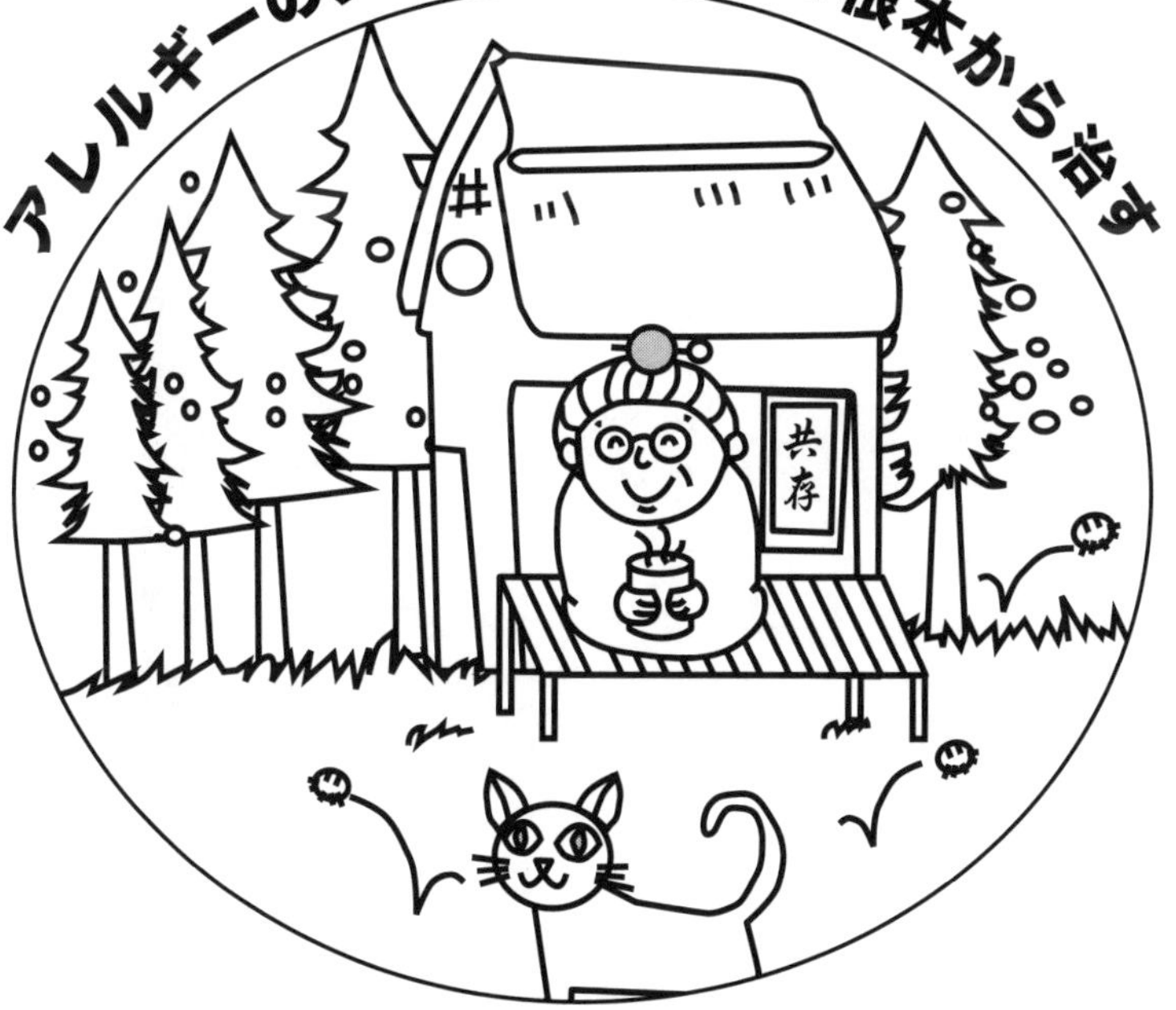

花粉症で儲ける人たち

花粉症の季節になると、テレビも新聞も雑誌も「今年の花粉は多い」「花粉症対策は早めに」「花粉症にはこれが効く」などと大騒ぎを始めます。医師たちも、「花粉症対策は、まず正しい診断を受けることから」などと、病院に行くことを勧めます。また、ドラックストアや薬局などには、マスクやゴーグル、点鼻薬、鼻炎薬、漢方薬、お茶、サプリメントなど、花粉症対策用の商品がズラッと並びます。

こんな状況を毎年見るに付け、私には、誰かが意図的に「花粉症、花粉症」と煽って、商品を売りつけようとしているとしか思えません。「花粉症、花粉症」と騒げば騒ぐほど、医者も薬局も製薬メーカーも、そしてそれらを宣伝するテレビや新聞や雑誌もみんな儲かるのです。しかし、その結果、花粉症で苦しむ人たちはいろんな情報に振り回され、対策のために多大な費用と時間を費やされることになるのです。

しかし、そうした対策はいずれも対症療法的なものです。鼻水や鼻づまり、クシャミ、目のかゆみなどを一時的に抑えることはできるかもしれませんが、根本から治すというものではありません。したがって、花粉症の季節中はそれらをずっと使わなければなりませんし、また次の年にそれらを買って使わなくてはなりません。

人間はどうしても目先のことに左右されがちです。「今年の花粉は多い」と騒がれれば、「大変だ。予防しなくちゃ」とたいていの人は思ってしまいます。

しかし、ちょっと思いをめぐらして、「どうして花粉でそんな症状が出るのか？」「本当に花粉はそんなに悪物なのか？」と少し考えれば、「ほかに原因があるんじゃないか？」という考えにすぐたどり着くはずだと思います。

そもそも植物は子孫を残すために花が咲いて、花粉を付けます。その花を人間は美しいと感じ、虫や鳥たちはその蜜を吸って命の糧としています。また、花は春に咲くことが多いので、私たちは春が来たことを実感して喜びを感じます。つまり、植物と人間、そしてそのほかの生き物も互いに関係し合いながら、共存しているのです。この関係はずっと長い間続いてきたのです。

花粉もダニも人間と共存していた

その共存関係が突然崩れてしまう、すなわち突然植物の花粉が人間を襲い始めて苦しめる――そんなことが起こるとは考えにくいのです。いかにスギやヒノキが植林によって増えたとはいえ、それらも生態系を構成する植物の一つであり、そうした植物のおかげで人間や動物は生きていけるのであり、それらが急に人間を苦しめるようになるというのは、信じがたいのです。

実際第3章で示したようにスギ人工林比率の高い県では、スギ花粉症の発生率は低いのです。ということは、植林でスギ林が増えたことと花粉症の発生とはほとんど関係ないということです。花粉は、いわばダミーなのです。表層的な原因でしかないのです。その裏側に潜むものを明らかにしない限り、根本的な解決はあり得ないのです。ところが、テレビも新聞も雑誌も、そして医師たちも、「花粉、花粉」と騒ぐばかりで、その奥にある原因を追究しようとはしません。これではいつになっても花粉症で苦しむ人は減らないでしょう。

喘息にしても同じことです。医師は、喘息の人に対してアレルギー反応テストなどを行ない、ダニやハウスダストに反応するということで、喘息の原因はそれらであると判断します。しかし、花粉症と同様にそれらの裏側にももっと別の原因が隠れている可能性があるのです。そもそもダニにしても大昔から人間とともに生息してきたのであり、それが現代になって急に喘息を起こして人間を苦しめるようになったとは考えにくいのです。

誤作動でアレルギーに

食物アレルギーも同様です。日本人は、昔から米を中心として様々な野菜や果物、魚、海藻などを食べて生活してきました。ところが、その主食である米に反応して、アレルギー症状がでてしまう子供が少なくないのです。すると、「米を排除しなさい」ということになります。

しかし、なぜこれまで日本人が長い間慣れ親しんできた米が、急にアレルギーを起こすようになってしまったのでしょうか？　それはどう考えても、不合理なことなのです。「本当は米が原因ではないのでは？」「米をアレルゲンにしてしまう原因があるのでは？」と考えるのがふつうだと思います。しかし、そういう発想で治療を行なうお医者さんは少ないようです。

さらにアトピー性皮膚炎という、やっかいなアレルギーも多発しています。アトピー性皮膚炎は、ほかのアレルギーとは違って、原因もメカニズムも複雑でよく分かっていません。しかし、おそらく今の私たち自身がその原因を作ってしまっているのでしょう。ディーゼル微粒子がそれを増やしている可能性がありますし、さらに合成洗剤が直接の原因になっていると考えられるからです。

どうやら現代人の体は、反応しなくてもよいものにまで反応して、それを排除しようとしているようです。つまり、誤作動を起こしやすくなっているのです。その結果として、花粉症や喘息、食物アレルギーなどが多発していると考えられるのです。したがって、その誤作動を起こしている原因を突き止めない限り、根本的な解決には至らないように思います。

真の原因を知って取り除く

しかし、ほとんどの医師は誤作動を起こしている原因を追究することはないようです。前出の磯部院長のような医師はごく一部です。多くの医師は真の原因を見極めようとはせず、単に症状を一時的に抑えようとする治療を行なっています。

しかし、これではいくら治療を行なっても、患者の苦しみが本当になくなることはないでしょう。

ここら辺でアレルギーに対する見方を根本から変える必要があるのではないでしょうか？「アレルギーは病気ではなく、体が自己を守るための反応」だと。そして、その反応がたまたま苦しい症状となったり、結果的に炎症という形になってしまうのだということを。したがって、アレルギーを無理に抑え込むのではなく、アレルギーを起こしている真の原因を知って、それを取り除かなければならないことを。

また、現代人の体が、アレルギーを起こさなくてもよいものにまで過剰反応してしまい、それが花粉症やダニアレルギー、食物アレルギーなどを引き起こしていることを。そして、そんな状態を作り出しているのは、我々人間が作り出した化学物質であることを。

こうした認識をもたないと、いつになってもアレルギーの問題は解決できないように思います。

もちろん私がこれまで書いてきたことは、まだはっきり確認されていないこともあり、推定の域を出ていないことも少なくありません。しかし、今のアレルギーが、一般に言われているような花粉やダニ、あるいは食べものなどによって起こされている単純なものではないことは明らかでしょう。

この点に着目して医師も一般の人もアレルギーに対処していかない限り、アレルギーで苦しみ続ける人が減ることはないように思われます。

［著者略歴］

渡辺　雄二（わたなべ　ゆうじ）

1954年生まれ、栃木県出身。宇都宮東高校卒、千葉大学工学部合成化学科卒。消費生活問題紙の記者を経て、82年よりフリーの科学ジャーナリストとなる。以後、食品、環境、医療、バイオテクノロジーなどの諸問題を、『朝日ジャーナル』『週刊金曜日』『中央公論』『世界』『新潮45』などに執筆・提起し、現在にいたる。講演も数多い。

［著書］

『アレルギー児が増えている』『食卓の化学毒物事典』（三一書房）、『コンビニの買ってはいけない食品　買ってもいい食品』『食べてはいけない添加物　食べてもいい添加物』『飲んではいけない飲みもの　飲んでもいい飲みもの』（だいわ文庫）、『食べて悪い油　食べてもよい油』（静山社文庫）、『早引き・カンタン・採点できる食品添加物毒性判定事典』（メタモル出版）、『健康食品は効かない!?』『ヤマザキパンはなぜカビないか』『花王「アタック」はシャツを白く染める』『ファブリーズはいらない』（緑風出版）、200万部のベストセラーとなった『買ってはいけない』（共著、金曜日）など多数。

喘息《ぜんそく》・花粉症《かふんしょう》・アトピーを絶《た》つ
——真の原因を知って根本から治す

2011年7月10日　初版第1刷発行　　定価1600円＋税

著　者　渡辺雄二 ©
発行者　高須次郎
発行所　緑風出版
〒113-0033　東京都文京区本郷2-17-5　ツイン壱岐坂
［電話］03-3812-9420　［FAX］03-3812-7262［郵便振替］00100-9-30776
［E-mail］info@ryokufu.com［URL］http://www.ryokufu.com/

装　幀　斎藤あかね　　イラスト　Nozu
制　作　R 企 画　　印　刷　シナノ・巣鴨美術印刷
製　本　シナノ　　用　紙　大宝紙業　　E2000

ISBN978-4-8461-1009-0　C0036

増補改訂 **遺伝子組み換え食品**

天笠啓祐著

四六判上製
二八〇頁
2500円

遺伝子組み換え食品が多数出回り、食生活環境は大きく様変わりしている。しかし安全や健康は考えられているのか。米国と日本の農業・食糧政策の現状を検証、「日本の食卓」の危機を訴える好著。大好評につき増補改訂！

農と食の政治経済

大野和興著

A五判上製
三〇四頁
2400円

コメの自由化はどのように日本の農業を壊滅させるのか？　本書は、日本の農と食をめぐる現状と問題点を分析、その全面的解体ともいうべき状況がなぜ生まれたかを考え、土を生かした農業の再生と自立の方向を探る！

遺伝子組み換え食品の争点

――クリティカル・サイエンス3

緑風出版編集部編

A5判並製
二八四頁
2200円

豆腐の遺伝子組み換え大豆など、知らぬ間に遺伝子組み換え食品が、茶の間に進出してきている。導入の是非や表示をめぐる問題点、安全性や人体・環境への影響等、最新の論争、データ分析で問題点に迫る。資料多数！

遺伝子組み換えイネの襲来

――クリティカル・サイエンス4

遺伝子組み換え食品いらない！キャンペーン編

A5判並製
一七六頁
1700円

遺伝子組み換え技術が私たちの主食の米にまで及ぼうとしている。日本をターゲットに試験研究が進められ、解禁されるのではと危惧されている。遺伝子組み換えイネの環境への悪影響から食物としての危険性まで問題点を衝く。

遺伝子組み換え企業の脅威

――モンサント・ファイル

『エコロジスト』誌編集部編／日本消費者連盟訳

A5判並製
一八〇頁
1800円

バイオテクノロジーの有力世界企業、モンサント社。遺伝子組み換え技術をてこに世界の農業・食糧を支配しようとする戦略は着々と進行している。本書は、それが人々の健康と農業の未来にとって、いかに危険かをレポートする。